류마티스성 관절염

류마티스성 관절염

장 종 호 저

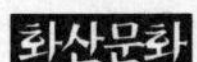

화산문화

이 책을
대학원 과정에서 공부하는
두 딸 아이 원지와 원경에게,
대학에서 공부하는 원희와 원석이,
그리고
나와 더불어 30여 년을 지내온
사랑하는 마리안나에게
드린다.

머리말

생활환경의 변화와 식생활의 개선으로 우리는 여태까지 경험하지 못했던 선진국의 성인병을 걱정하게 되었다. 약 20년 전에는 진단도 정확히 실시 하지 못했던 류마티스성 관절염 환자를 이제는 정확히 진단을 할 수 있고 치료 방법도 획기적으로 발달되고 있다. 그러나 아직도 해결치 못한 문제점을 갖고 있다. 현대 의학이 발달되었다 하지만 악성종양(암)을 비롯하여 자가면역성 질환, 에이즈, 나병 등 치료방법을 해결치 못한 질병이 아직도 많이 있다.

류마티스성 관절염도 원인이 확실히 규명되어 있지 않은 상태이며, 그에 따라 특이한 근치방법은 없으나 환자의 체질이나 상태에 따라 대증요법을 사용함으로써 최상의 치료 결과를 얻을 수 있다.

수년 전만 하더라도 임상적으로 류마티스와 퇴행성 관절염의 감별 진단이 어려워 서로 혼동하여 치료하였던 시절도 있었다.

류마티스성 관절염의 특징은 첫째 주기적으로 재발을 나타내는 재발성이 강하다는 점, 둘째 20대 초반의 연령에서부터 60대 후반까지 광범위한 연령분포를 갖고 있다는 점, 셋째 한 관절만 발병이 되는 것이 아니라 여러 곳의 관절에 다발성으로 침범하여 몸을 움직이는 데 큰 불편을 준다는 것, 넷째 관절의 강직, 변형과 불구를 초래하여 관절의 운동 제한이 후유증으로 나타나게 되면 장애인과 같이 고통을 받는 심각한 질병의 하나라는 점을 생각할 수 있다.

본 관절염은 상지(上肢)보다 체중이 부하되는 하지(下肢)에 많이 발생하므로 그만큼 치료하기도 어렵고 치료기간도 더 많이 요하게 된다.

관절염이 심각한 증세로 발전되기 전에 원만히 치료되려면 첫째 본인의 의지와 노력, 둘째 의사·환자 간의 신뢰성, 셋째 병에 대한 지식, 넷째 인내심, 다섯째 주위 사람들과의 협조가 필요하게 된다.

사람은 누구나 질병에 걸려 앓게 되면 여러 가지 스트레스로 신경이 예민해지고 날카로워져서 위와 같은 사실을 잘 알고 있으면서도 실천을 할 수 있는 정신력을 잃게 되고 방황하는 모습을 흔히 볼 수 있다.

본인이 이 책을 편집하고 발간하면서 가장 바라는 것은 여러분들이 이 책을 읽고 병을 이해하고 병을 예방함에 도움이 될 수 있고, 더욱이 환자라면 후유증이 생기지 않도록 조기의 적절한 처치가 이루어져 원만한 경과를 지나 근본적인 치료가 되어 건강한 사회인으로 회복되길 진심으로 원하는 바이다.

강동 가톨릭 병원 연구실에서

장 종 호

일러두기

책을 읽고 지식을 습득한다는 일은 그리 쉽지 않은 일이다. 수 차례를 읽어도 이해가 되지 않는 것이 많다. 더욱이 외국 서적을 읽다보면 저자가 표현한 뜻에 반대되는 해석을 해 놓은 일도 있다. 그런 일을 대할 때마다 혼자 실소를 하곤 한다.

여러 권의 책을 집필하면서 늘상 외래어 표기가 어렵다는 사실을 실감하고 외래어가 수입되는 시기에 그것을 다루는 전문가들이 한가지로 통일해 놓지 않은 것에 대해서 원망을 하고 싶은 때가 있다.

지금 이곳에서도 여러 가지로 표기가 된 「류마티스성 관절염＝류마티스 관절염＝류마티스」 등은 독자의 이해를 돕기 위하여 동일한 뜻으로 표기되었음을 알려 드린다. 약간의 발음이 어려운 곳에서는 읽기 쉽게 약자를 쓴 부분도 있다.

학회에서 정상적인 한글 번역을 해 놓았으나 전문의가 아닌 일반 환자들이 그와 동일하게 발음한다는 것은 어려운 일이다.

더욱이 마음이 급한 환자가 어려운 발음을 익혀 가면서 책을 읽어야 한다는 것은 더욱 어려운 일이라 생각되어 줄여서 표기 하였음을 양지해 주길 바란다.

이와 같은 모든 작업들이 새로운 학설을 만들거나 새로운 치료법을 고안하는 것보다 확정된 정설과 병(病)의 과정을 설명하면서 병의 치료에 이해를 돕고자 했기 때문에 일반 대중의 입장에서 이해하기 쉽도록 하는 데 더욱 노력하였다.

앞에서도 설명한 바와 같이 만성병을 치료하는 데는 환자 본인의 노력과 인내심이 필요하며 병 자체를 이해하는 것이 중요하다는 것을 다시 한번 강조하고자 한다.

차 례

제3장 류마티스성 관절염의 검사와 진단

제4장 류마티스성 관절염의 유사형과 감별진단

제5장 류마티스성 관절염의 치료

제7장 류마티스성 관절염의 예방법

제1장

류마티스성 관절염은 어떤 병인가

1. 류마티스란 어떤 병(病)인가

류마티스라는 병은 기원 전 4세기의 문헌에도 나오는 오래 된 병명으로 그리스어의 「흐르다」를 그 어원(語源)으로 하고 있다. 이러한 병명이 붙은 것은, 뇌에서 나온 체액이 몸 전체를 순환할 때 그 흐름에 정체(停滯)가 생기면 그곳에 통증이 생긴다는 당시의 의학에서 비롯된 것이다.

현재 「류마티스」라는 이름이 붙는 병명은 류마티스 관절염(RA), 류마티스열(熱), 소아기(小兒期) 류마티스 관절염, 전신성 낭창성 자반증, 류마티스성 다발성 근육염이 있는데 우리나라에서는 류마티스 관절염 환자가 압도적으로 많으므로, 류마티스라고 하면 보통 류마티스성 관절염을 가리킨다.

류마티스성 관절염이 의학 논문에 게재된 것은 19세기 초반인데, 병 자체는 그전에도 존재하여 신경통으로 불렸으며 풍(風) 등과 구별없이 진단되어 온 것으로 추정된다.

2. 전신의 결체조직(結締組織)에 발생되는 병

류마티스 관절염이라고 하면 관절에 통증이 있는 병이라는 것은 여러분 모두 알고 있을 것이다. 그러나 관절의 통증만 해도 한곳에 국한되는 것이 아니라 여기저기서 다발성으로 일어난다. 더구나 관절뿐만 아니라 심장, 폐, 피부 등 여러 부위가 나빠지는 경우도 있다.

일반적으로 병이란 심장이 나쁘다, 위가 나쁘다는 등 체내의 기관이 나빠지는 경우가 대부분인데, 류마티스 관절염은 전신이 공격받는 병인 것이다. 그렇다면 전신이란 구체적으로 어디를 말하는 것인가? 인체는 약 60조 개의 세포로 구성되어 있으며 이들 세포와 세포 사이에서 세포들을 연결시키고 있는 접착제와 같은 역할을 하고 있는 조직이 있는데, 이것을 결체조직이라고 한다. 결체조직은 세포와 혈관, 장기와 장기의 사이에도 있으며 이들을 서로 잘 연결해주고 있다. 결체조직은 그 밖에도 혈관에서 세포로 영양소를 보내거나 세포에서 나온 노폐물을 혈관으로 운반하는 등의 운송역할이나 체내물질의 대사역할도 한다. 결체조직은 세포, 혈관, 장기 등이 정상으로 움직이기 위해서 없어서는 안 될 부분인데 류마티스 관절염은 이러한 결체조직을 공격하는 병이다.

류마티스 관절염을 위시하여 결체조직에 이상이 생기는 병을 교원병(膠原病)이라고 부른다. 교원병이라는 것은 미국의 P. 글렌펠러 박사가 제창한 개념으로 여기에 속하는 병으로는 류마티스 관절염 이외에도 소아 류마티스 관절염, 전신성(全身性) 낭창성 자반증, 진행성 전신성 경화증(경피증 : 硬皮症) 등이 있다.

3. 여성에게 호발되는 병

교원병 중에는 희귀한 병도 있는데 류마티스 관절염은 비교적 널리 알려진 병이다. 그러면 우리나라 전국에 몇 명 정도의 환자가 있을까? 최근에 조사된 바는 없지만 5년 전의 전국적인 조사에 의하면 환자 수는 전 인구의 약 0.2%였다. 5년 전과 비교하면 우리나라 사람의 수명은 늘어나서 현재는 증가되었을 것으로 추정된다. 전문의들은 2% 정도로 추정하여 환자의 수는 대략적으로 80만 명으로 추정된다.

류마티스 관절염은 노인의 병이라고 생각하기 쉽지만 발병하는 나이는 20~40대가 많으며 반드시 고령이 되어서 나타나는 것은 아니다. 고령의 환자는 젊었을 때 발병해서 지병으로 지니고 있는 분이 많다고 할 수 있다.

남녀별로 살펴보면 남성 한 사람에 대하여 여성 세 명 정도의 비율로 여성에게 많은 병이다. 류마티스 관절염은 전 세계에 있는 병이며, 또한 여성에게 많은 것도 세계적으로 같다.

구미(歐美)의 조사에서는 전 인구에 비해 류마티스 관절염 환자가 차지하는 비율은 우리나라 보다 약간 높은 편이다. 그러나 인디언들은 류마티스 관절염이 매우 적은 수(數)라고 보고 되어 있다. 이러한 점에서 어쩌면 인종적으로 차별이 있을지도 모른다는 가설이 있지만 아직 정확하게 밝혀진 바는 없다.

4. 체질적인 요인

여성에게 많다는 점이나 인종적으로 차이가 있다는 점 이외에도, 일란성 쌍생아에 관한 연구에서도 한 사람이 류마티스 관절염에 걸리면 다른 한 사람도 걸리는 빈도가 높다는 결과가 나와 있다.

또 부모가 류마티스 관절염에 걸린 사람은 그렇지 않은 사람과 비교하여 류마티스 관절염에 걸리는 빈도가 높다는 것도 밝혀진 바 있다.

이러한 점에서 류마티스 관절염은 체질적인 요인이 있는 듯하다. 그러나 요인이 있는 사람이 모두 류마티스 관절염이 되는 것은 아니다. 일란성 쌍생아라도 한 사람만이 이 병에 걸리는 경우도 있으며, 부모가 병이 있어도 자식은 발병되지 않는 경우도 있다. 따라서 다른 모든 유전병과는 다르다. 아무래도 유전적인 요인보다는 체질적인 요인이 있고 이외에 병을 일으키는 다른 여러 요인이 있는 것으로 추정한다.

그 요인에 관해서는 오늘날 세균감염이다, 바이러스 감염이다 등등 여러 가지 설이 있지만 안타깝게도 아직까지 정확한 원인은 되지 못하고 있다. 단, 원인을 찾는 과정에서 류마티스 관절염 환자의 혈액 중에는 특수한 단백질이 있다는 것이 밝혀졌다. 이 단백질을 「류마티스 인자(Rheumatoid factor : RF)」라고 부르고 있다.

5. 항체(抗體)가 병인(病因)

류마티스 인자는 감마글로불린이라는 종류의 단백질로 항체의 일종이다. 항체란 홍역이나 천연두와 같이 병에 걸렸을 때 체내에서 생성되어, 같은 병원체(病原體)가 체내에 들어왔을 때 그것들을 물리치는 역할을 하는 중요한 단백질이다. 그런데 항체 중에는 자신의 몸을 지키는 움직임은 정상이지만, 반대로 병적 상태를 일으키는 것이 있다.

예를 들면 꽃가루 알레르기나 기관지 천식 등 알레르기성 병으로 작용하고 있는 IgE항체가 그 대표적인 것이다. 류마티스 인자는 이것과는 다소 차이가 있지만 자신의 몸의 성분으로 반응하여 류마티스 관절염이라는 병적 상태로 만들어 버린다.

이처럼 자신의 몸을 지켜야 할 항체가 몸을 공격해 버리는 병을 「자가면역질환(自家免疫疾患)」이라고 부른다. 본래 면역이란 자신과 자신 이외의 것, 즉 이물질(異物質)을 구별하여 이물질을 물리쳐 외적으로부터 몸을 보호하는 인체의 기전이다. 그런데 자가면역은 자신의 몸에 있는 성분에 대한 면역이 되어 버려 자신의 몸의 성분이 마치 이물질인 것처럼 간주되어 공격 대상이 되어 버리는 것이다.

6. 자가면역(自家免疫)의 병

자가면역이라는 골치 아픈 병은 어째서 생기는 것일까? 그 하나는 자가면역을 만들기 쉬운 유전적인 요인이 있다. 이것은 류마티스 관절염에 국한되지 않고, 자가면역환자는 여성에게 많다는 점에서 여성 호르몬이 자가면역을 만드는 방향으로 움직이고 있다고 생각할 수 있다.

감염(感染)의 면에서도 조사하고 있지만 현미경 등에 의한 세균학적 검사를 해도 별다른 사항이 발견되지 않는 점으로 미루어 세균이나 글

라미디어, 톡소플라즈마처럼 현미경으로 발견되는 생물은 아닌 듯하다. 가장 가능성이 높은 것은 바이러스이다. 바이러스는 세균학적 검사로 파악되는 것이 아니고 바이러스 중에는 세포 중에 들어가서 감염계에 영향을 미치는 것이 몇 가지 있다.

예를 들면 에이즈라는 병도 감염된 HIV(히트면역부전 바이러스, 에이즈 바이러스를 말함)가 면역계에서 사령관 격인 역할을 하고 있는 헬퍼 T세포에 올라타서 면역시스템을 움직이지 못하게 하는 병이다.

아직까지는 류마티스 관절염 발병에 관여하는 것이 바이러스인지 정확히 밝혀지지는 않았으나 유전적인 요인에 여성 호르몬의 영향이나 감염 등이 겹쳐져서 면역계에 이상이 생겨 결체조직에 병이 생기는 것으로 판단하고 있다.

7. 발병의 원인

환자 자신이 류마티스 관절염에 걸린 계기가 무엇이라고 생각하는지에 대한 조사를 한 적이 있다. 그것에 의하면 과로, 출산 후의 몸조리 부족으로 인한 냉(冷)이나 습기, 정신적 쇼크 등 실로 다양한 것으로 나왔다. 사람에 따라 발병의 계기는 다양하며 절대적인 원인은 없었다. 그러니 류마티스 관절염을 조기발견하기 위하여 무엇이 발병의 계기가 되는지를 알아둘 필요가 있다.

8. 발병기전(發病機轉)

류마티스 관절염의 원인으로 확실히 밝혀진 정설은 아직 없다. 그러나 연쇄상구균이나 바이러스 등에 의한 감염, 비타민 결핍증, 호르몬의 부조화 등을 들기도 하지만, 확실한 근거가 불충분하다.

류마티스 관절염은 자가면역질환(自家免疫疾患)의 하나라는 생각이 현재 강력하게 믿어지고 있다.

류마티스 관절염이 전염됐다는 보고는 없다. 그러나 어브스타인바(Ebstein-Barr) 박사가 바이러스나 파보바이러스(parvo-virus) 또는 레트로바이러스(retrovirus)가 동물이나 인체에서 류마티스 관절염과 유사한 현상을 일으켰다는 보고들이 있다. 연쇄상구균이나 다른 박테리아의 세포벽에서 나온 펩티도글라이칸(peptidoglycan)이 쥐에서 류마티스 관절염과 유사한 질환을 유발시켰다는 보고도 있다. 따라서 상술한 것들이 면역글로불린G를 생성하게 하는 유발인자가 아니라고 단정할 수 없다. 또한 제6번 염색체의 짧은 팔쪽에 위치한 주조직 적합체(MHC)의 대립유전자인 HLA-DR4와 관계가 있다는 주장도 있어, 이 질환이 유전과 관계가 있을 가능성도 현재로서는 배제할 수 없다.

류마티스 관절염일 때 활액막에서는 활액내막세포(滑液內膜細胞)가 증식하고, 많은 림프구와 형질세포(形質細胞) 그리고 단핵식세포(單核球細胞)가 침윤된다. 이 때 혈관 주위의 림프구는 대부분 T-세포인데 류마티스 관절염이 지연성 과민반응(遲延性過敏反應)임을 생각하게 하는 소견이다.

류마티스 관절염 환자에게 흔히 발견되는 류마티스 인자(Rheumatoid factor : RF)들은 항체의 기능을 가지고 있는 항글로불린, 즉 항-면역글로불린G 자가형체(Anti-IgG 自家形體)로 생각된다. 여러 가지 동종형이 존재하는데 IgM-RF는 확실하거나 전형적인 류마티스 관절염 환자들 중 약 2/3의 경우, 환자의 혈청에서 양성으로 나타난다. 이들은 면역글로불린G 분자의 Fe 부분과 항원-항체 반응을 일으킨다.

아직 확실히 알려지지 않았지만 유발인자(Agen 'x')에 의해 인체내에서 그 유발인자의 항체로서 면역글로불린G가 생산되고, 이 면역글로불린G가 다시 항원으로 작용하여 면역글로불린G의 항체인 류마티스 인자를 만들어 낸다고 생각하면 류마티스 관절염의 병인은 유사하게 설명된다. 아직 불분명하지만 다당단백이나 교원질이 류마티스 관절염의 원인으로 추정된다.

실험적으로 쥐에 다당단백을 포함한 박테리아나 마이코프라스마의 세포벽을 주사하면 만성이나 다발성 관절염을 유발시킬 수 있다. 세균성 다당단백 또는 소당(oligosaccharide)은 결체 조직내에 형성된 다당단백과 작용하여 이 변성된 기질이 면역 반응을 일으키거나 관절염을 유발하는 것이 관찰되었다. 또 류마티스 관절염 환자군은 비교군보다 어브스타인바 바이러스 관련 세포핵 항원에 대한 항체를 현저히 많이 가지고 있다. 질병의 원인으로 어떤 외인성 또는 인자가 작용하는 것은 확실히 밝혀진 예는 없으나 변성된 면역글로불린G가 류마티스 관절염을 일으키는 데 작용하리라는 것은 확실한 것 같다.

류마티스 인자는 관절막에서 면역글로불린G와 응집물을 형성하며,

이때 보체(保體)가 이들 응집물 형성에 참여하여 그 양이 감소한다. 이들 면역글로불린 G-RF-보체 응집을 소화 처리하기 위해 관절내에 중성 백혈구가 모이며, 이들은 면역 복합체를 형성하여 소위 류마티스 세포가 된다.

류마티스 관절염에서 나타나는 전신 또는 국소 파괴적 소견들이 류마티스 활액막의 단핵세포나 대식세포 또는 림프구 등 활성화된 염증세포에서 생성된 인터류킨(interleukine), 사이토키나제(cytokines) 등과 라이소좀 수화효소(lysosomal 水化酵素) 등의 작용에 의한다는 것이 명확하다.

이들은 결체조직 구성 성분인 교원질(膠原質)과 기질을 용해 파괴시킨다. 류마티스 관절염 초기에는 활액 내에 단핵세포가 주종을 이루지만 일단 활액막염이 어느 정도 진행되면 다형핵 백혈구가 주된 세포가 된다.

다형핵 백혈구는 혈관으로부터 빠져나와 활액막하 조직내로 이동하지만 곧 주화성인자(走化性因子)에 의해 활액내로 이동한다. 일단 관절내로 모인 다형핵 세포는 강력한 염증 반응을 일으킨다.

이 염증 반응의 산물은 다시 활액막내로 확산되어 들어가 증식성 반응을 촉진한다. 라이소좀 효소의 활액내 분비로 인하여 조직 손상이 초래되고 활액 조직의 증식도 일으키게 된다.

이러한 일련의 현상은 병변 부위에 더 많은 림프구 및 형질 세포가 모여들게 하여 악순환이 계속되고, 그 악순환은 비정상적인 항원작용이 시정되거나 관절 구조가 파괴될 때까지 지속하게 된다.

9. 류마티스의 경과

류마티스의 염증은 연월 단위로 보면, 비교적 통증도 덜해지고 관절의 파괴가 진행되지 않는 좋은 시기와, 관절부종과 발적이 있는 관절의 수(數)가 늘어 통증도 심해지고 관절의 파괴도 진행되는 나쁜 시기를 파도처럼 교대로 반복하면서, 연단위로 조금씩 진행하는 것이 일반적인 것이다.

그러면 만약 아무것도 치료하지 않고 그대로 내버려둔다면, 류마티스는 어떤 경과를 더듬어 갈까? 여기에는, 옛날부터 몇 가지의 유형이 알려져 있다. 우선 ① 단주기형(單周期型) 관절염으로 증상이 일정기간 계속되어, 류마티스로 진단된 후에 아무 증상을 나타내지 않는 사람이 전체의 10% 정도 있다. 소위 치료가 된다는 류마티스로, 침·뜸이나 민간요법이 극적으로 들었다고 하는 사람이 많은 것은 이 타입일 가능성이 높다고 생각한다. ② 재발형(再發型)으로 호전과 악화를 반복하는 타입으로 류마티스 중에서 가장 많고, 전체의 60~70%를 차지한다. 이 중에는 ㉠ 호전과 악화를 반복하면서도 마지막에는 다 타버린 것같이 호전(好轉)되는 형, ㉡ 서서히 호전과 악화를 반복하면서도 관절 침식의 악화로 관절의 사용이 불가능하게 진행되어 가는 형, ㉢ 다주기형(多週期型)으로 일단 악화됐는가 하고 생각하면, 수개월~10년 정도 가라앉고, 그 시점을 고비로 그 후 다시 악화하는 경과를 취하는 것이 있다. 또 하나는, ㉣ 급속진행형으로 여러 가지 치료를 행하고 있는 데도 급속도로 관절염이 악화되는 타입으로, 전체의 10~20% 정도를 차지하고 있다. 이 형은 급속히 진행하므로 호전기가 거의 없고, 유감스럽게도 대부분은 발병에서 악화일로를 걷게 된다. 이러한 유형 중에는, 혈관염이나 내장(內臟) 병변 등 전신증상을 동반하는 이른바 악성 류마티스성 관절염이 있으므로 주의가 필요하다.

이렇게 류마티스의 자연경과에는 여러 가지 형이 있지만, 최근은 약물치료 등의 진보에 의해 급속진행형이 되는 사람은 적어져, 많은 사람이 호전과 악화를 반복하면서 완치로 이끌 수가 있게 되었다.

우리나라 사람의 관절염은 순환기, 소화기, 호흡기계질환 다음으로 많은 병으로 되어 있어, 고령화사회를 맞이한 우리나라에서 큰 문제시되고 있다.

이 병에 걸리기 쉬운 연대는 40대가 가장 많고, 다음으로 30대, 50대 순이다. 또, 남성과 여성을 비교하면 압도적으로 여성이 많고, 약 70%가 여성이다. 따라서, 양육이나 직장 일이 순조로워야 할, 더욱이 한창 일할 나이의 여성에게 많은 병이라고 할 수 있다.

10. 어떻게 하면 류마티스의 진행을 막을 수 있을까

지금까지 설명한 것처럼, 류마티스는 T 림프구가 처음으로 방아쇠를 당기는 병이다. T 림프구가 방아쇠를 당기는 것에 의해, 그 다음으로 대식세포(大食細胞)나 백혈구를 활액에 불러 모아, 그리고 그것이 병을 일으키는 염증성 사이토킨을 내어 골막이 늘어나 파괴성 모세혈관을 만

들고, 연골 안에 파고들어 진행되면 연골을 파괴해서 뼈를 파괴해 간다. 그리고 한편으로는 염증성 사이토킨은 간장에 작용해서 반응성 단백질이나 피브리노겐 단백을 만들게 하고, 적혈구나 세포에 작용해서 적혈구의 증식을 억제해 빈혈을 일으키고, 한편으로는 혈소판을 늘린다. 따라서 골막에서 그러한 염증성 사이토킨이 많이 나올 때는 병은 심해지고, 이 때 C－반응성 단백(CRP)이 많이 만들어지므로, 반응성 단백질은 병의 진행도를 예측하는 가장 좋은 지표가 된다.

그러면 어디에서 그 병을 막을까 하는 것이 관점이 된다. 첫째는, T 림프구의 장소에서 막을 수 없을까 하는 것이다. 즉, T 림프구를 없애는 항체를 투여하는 치료법이다. 두번째는, TNF라든가 IL-1, IL-6 라는 염증성 사이토킨을 중화하는 항체를 투여해서 병을 억제하는 방법이다. 셋째는, 염증성 사이토킨도 나왔지만 마지막 단계에서, 류코트린, 프로스타글란딘(prostaglandin)을 만드는 그러한 장소에서 저지하려고 하는 방법이다. 이 같은 단계에서 순서대로 치료가 시행되는 것이다. 뒤에서 설명하겠지만 스테로이드는 염증성 사이토킨을 내는 곳에서 저지한다. 비스테로이드계 소염진통제는 그러한 것이 작용한 후, 류코트린, 프로스타글란딘(prostaglandin)이나 트롬보산(thromboxan)이 생기는 것을 저지한다. 류마티스의 치료는 이러한 작용에 의해서 염증을 억제하려고 하는 것이다. 정말로 이러한 약을 잘 조합해서 사용하는 것이 치료법의 원칙이라고 생각한다.

정리하면, 류마티스는 양측의 관절에 대칭적으로 마비가 일어나며, 중년의 여성에게 많고 전신이 피로해지기 쉽고 체중도 줄고, 전신증상이 나타나 우울하고, 그리고 나아가서 관절염이 악화되어 관절의 강직으로 진행하는 병이다. 그 활동도는 반응성 단백질을 보면 제일 잘 알 수 있고, 관절 이외의 장기들도 발생기전은 같으므로, T 림프구가 타액샘이나 눈물샘을 공격할 때, 쉐그렌씨 증후군이 되고, T 림프구로부터 나오는 것이 B 림프구를 증식시키는 것에 강하게 작용하기 시작하면, 허드킨 림프종에 연결되어 가는 경우도 있다. 또 관절에서 활액막을 늘리는 기전이 폐(肺)에서 작용하면, 폐의 기질에서 섬유아세포가 늘어나 섬유질이 만들어지며, 섬유화가 일어나 폐포상피의 모세혈관에의 가스교환이 잘 되지 않게 되어 산소분압이 낮아져 숨이 차게 된다. 즉 류마티스는 어느 곳에서나 방아쇠가 당겨져서 일련의 전신상의 염증이 일어나는 병이다. 따라서 류마티스는 많은 자가면역성 염증성 질환의 가장 중심에 있는 것이고, 또한 많은 타(他) 자가면역성 염증성 질환으로 불리는 것도 이것과 유사한 병이다. 폐섬유증도, 또 피부 아래에서 섬유아세포가 늘어나서 섬유질이 늘어나 피부가 굳게 되는 진행성 전신성 경화증(進行性前身性硬化症)도 관절에서 활액막이 늘어나면 류마티스 같은 관절염이 되는 기전과 같다. 이처럼 류마티스를 중심으로 해서 모든 병은 관련된 하나의 조상으로부터 퍼져나온 병이다.

T 림프구나 사이토킨과 관련 있는 면역학의 진보는, 류마티스의 병기전이 상당부분 분명히 연구되기 시작하였다. 그러나 T 림프구에 처음의 방아쇠를 당기는 항원은 무엇인가라는 것은 아직 불분명한 점이 많이 남아 있다. 그러나 지금부터 10여 년 후에는 아마 그 전모가 분명하게 되어 질병의 본태에 따르는 치료법이 확립될 것을 기대하고 있다.

11. 류마티스는 낫는가

현대의학으로도 류마티스의 확실한 원인에 대해 설명할 수 없고, 원인요법을 확립할 수 없으므로 유감스럽게도 현재로선 완전히 나을 수 있다, 혹은 없다고 정확히 이야기할 수 없다. 하지만 필자는 경험적으로 병이 낫는다는 확신을 가지고 있다. 지금 많은 학자의 노력에 의해 점점 원인들이 해명되고 있고, 좋은 치료 약제가 개발되고 있으므로 가까운 장래에 반드시 극복할 수 있을 것이라고 생각한다.

이제는 갖가지 약물 또는 수술요법이 확립되어 류마티스의 활동을 억제하여 잠자는 상태로 이끌 수가 있게 되었다. 류마티스가 낫지 않는다고 해서 치료를 단념하거나 초조해하는 것은 병을 근본적으로 치료할 수가 없게 된다. 병이 낫는다고 하는 본인의 의지가 중요한 것이다.

(1) 관절 통증의 원인

류마티스 관절염을 설명하기 전에 관절의 통증을 유발하는 원인들을 설명하고자 한다. 외상(外傷)이나 질병으로 인하여 한 관절에만 통증이 있을 수 있고 여러 관절이 동시에 침범당하는 경우가 있다. 그 통증의 원인에 대한 감별진단을 정확히 해야 한다.

관절의 해부학적이나 조직학적 손상만으로는 감별진단에 도움이 되지 못하는 경우가 있다. 예를 들자면 관절외직인 조직의 손상 혹은 질병으로, 즉 예를 들자면 봉소직염, 점액낭염, 건초염, 인대염 등이다.

관절통을 유발하는 질병을 원인에 따라 분류를 하면 다음과 같다.

① **혈관·혈맥 계층** : 혈우병, 괴혈병, 무혈성 골괴사(오스굳-슐레터씨병) 등

② **염증** : 화농성 관절염, 결핵, 임질, 매독, 연쇄상구균 감염

③ **종양** : 골육종, 거대세포종

④ **퇴행성 변화** : 퇴행성 관절염-누구에게나 발생될 수 있는 가장 흔한 관절통을 가장 흔한 관절통을 유발하는 질이다.

⑤ **중독** : 통풍(가성 통풍)—질병을 치료하기 위하여 약물을 남용하여 생기는 낭창성 자반증과 이뇨제의 과잉투여로 인한 통풍증후군 등이 있다.

⑥ **선천성 및 후천성 기형** : 뇌매독, 척수공동증, 선천성 고관절 탈구 등이 있다.

⑦ **자가면역증** : 류마티스성 관절염, serum sickness, 낭창성 자반증, 류마티스열, 라이터씨 증후군, 궤양성 대장염, 국부성 소장염, 건선성 관절염

⑧ **외상** : 외상성 활막염, 관절의 인대파열, 관절의 탈골, 연골판의 파열, 관절염좌, 골절 등이 있다.

⑨ **내분비 계통** : 말단비대증, 갱년기장애, 당뇨병, 가성통풍

(2) 진단의 방법

관절통증의 진단의 순서는 자세한 병력과 진찰(이학적 검사)을 세밀하게 실시하여 환자의 증상을 잘 관찰하는 것이 중요하다.

즉 관절부종, 발적(發赤) 운동장애 등의 경중을 관찰하여야 한다. 또

한 다발성 관절염인 류마티스 관절염, 자반증, 퇴행성 관절염과 한 관절을 침범하는 경우, 즉 임질, 화농성 관절염 등이 있다. 작은 관절을 침범하는 경우는 류마티스 관절염, 라이터씨 증후군, 자반증 등이 있으며, 큰 관절을 침범하는 경우는 퇴행성 관절염, 임질, 결핵 등의 감염이 있다. 다음 장에서 자세히 설명하겠다.

(3) 하지관절의 통증

관절의 통증은 상지(上肢)보다 하지(下肢)에서 더 많이 발생되며, 그 원인은 다양하다. 우리나라 사람에게는 슬관절 및 족관절의 통증이 많으며 구미(歐美)에서는 고관절부의 통증이 더 많은 것으로 나타났다. 하지의 통증을 잘 나타내는 질환을 나누어 보면 다음 표와 같다.

하지관절의 통증

	혈관계	염 증	종 양	퇴행성	중 독	선천성	자가면역증	외 상	내분기계통
피 부	혈전증 농양	대상포진	카포시육종			혈관주위염	농과증 열창	좌상	
결체조직		봉소직염			납중독	크리스안병	웨버씨병	혈종	
근 육 인 대		파상풍 선모충증				맥아들증후군 골화성근염	피부근염 섬유조직염	혈종 파열	감축증 (Tetany)
정 맥		혈전성정맥염 심근내막염		혈관종		정맥류 버거씨병	혈관종	출	
림 프		림프관염 사상충증	호치킨병 림프종양			말로이병	호치킨 림프종양		
신 경	빈혈성 신경증	바이러스성 신경염,뇌매독	신경종 전이성종양			폴리린증	신경종 전이성종양	좌상 파열	당뇨병성 신경염
뼈	무혈성 골괴사	골수염	골원성육종 전이성 골종양	파젯트병	방사성 골막염	겸상혈구성 빈혈, 불완전 골생성증	골원성육종 전이성 골종양	골절	골연화증 골다공증 다골성섬유성 골이형성증

제2장

류마티스 관절염의 증상

1. 관절의 통증과 기상시 관절의 강직

류마티스 관절염의 대표적인 증상은 역시 관절의 통증이다. 관절에 통증이 있는 병은 여러 가지가 있다고 설명하였다. 굳이 병이 아니더라도 운동을 한 후나 무거운 짐을 든 후에 아픈 경우도 있다. 그러나 류마티스 관절염의 경우에는 관절부종을 동반한다는 특징이 있다. 부종이 없는 관절의 통증은 일단 류마티스 관절염은 아니라고 생각할 수 있다. 통증이 있는 관절도 한 곳이 아니라 두 곳 이상인 경우가 많으며 심하면 3~4곳이 아픈 경우가 많다.

관절의 통증과 함께 흔히 있는 증상으로 아침 기상시에 손이 굳는 증상이 있다. 이것은 류마티스 관절염 이외에도 특히 갱년기 여성에게 자주 일어난다. 고령자에게 많은 퇴행성 관절염도 이러한 증상이 나타난다. 그러나 갱년기에 손이 뻣뻣하게 굳는 증상은 일어나서 3~5분 정도 지속되지만, 류마티스 관절염의 경우에는 장시간 이어진다. 10분 정도 지속될 때는 류마티스 관절염으로 의심해야 한다.

류마티스 관절염의 발병은 개인차가 커서 관절통으로 시작되는 사람, 손의 뻣뻣함으로 시작되는 사람, 발열이나 피로감 등의 전신 증상으로 시작되는 사람 등 다양하다. 그러나 대체적으로 관절부종을 동반한 근육통과 아침에 손이 굳어지는 증상으로 시작되는 경우가 많다.

아침에 손이 뻣뻣한 증상은 기상한 직후가 가장 강하여, 아침식사 준비를 하거나 움직이고 있는 사이에 점차 없어진다. 관절의 통증도 아침에 일어난 직후가 심하고 움직이고 있는 동안 점점 가벼워진다.

2. 관절의 통증의 시작

관절 중에서 가장 먼저 통증이 일어나기 쉬운 곳은 손목이나 손가락의 관절이다. 그 다음으로는 무릎과 팔꿈치이다. 또 발 뒤꿈치의 관절에서 통증이 발생하는 경우도 많다. 갑자기 여러 군데의 관절이 아파오는 사람도 있는데 처음에는 한군데만 통증이 나오는 사람도 있다. 그러나 계속 관절의 통증이 한곳에만 있는 것이 아니라 대개 두곳 이상으로 진행된다. 또 류마티스 관절염에서는 관절의 통증이 좌우대칭으로 일어나기 쉽다. 즉 몸에 대칭적으로 관절에 통증이 있다.

관절의 통증은 손, 발뿐만 아니라 등(척추)에도 일어난다. 비교적 흔한 곳이 경추(頸椎)라는 목의 관절이다. 등은 척추라는 작은 뼈가 일렬로 연결되어 있어 그 사이를 추간판(椎間板)이라는 연골(軟骨)이 연결되어 있는데 머리 밑에 있는 7개의 추골(椎骨)이 경추(頸椎)이다. 경추에서도 특히 위쪽, 즉 머리의 바로 밑부분 즉, 경추 1,2번에서 통증이 잘 일어난다. 턱 관절에 통증이 생기는 경우도 흔히 있다.

3. 체중부하나 움직일 때 통증

류마티스 관절염의 통증은 심한 경우에는 가만히 있어도 아프지만 대개는 체중이 쏠리거나 몸을 움직일 때 아프다. 그러므로 환자는 통증으로 인하여 움직이지 않으려고 한다.

인간의 몸은 움직이지 않으면 근육이 약해지며, 근육이 약해지면 관절을 지탱하거나 움직이는 힘도 약해진다. 따라서 관절에 쏠리는 부담이 늘어나면 한층 더 관절의 통증을 심하게 하는 악순환에 빠지게 된다. 이처럼 악순환이 계속되면 관절이나 근육이 굳어져서 결국에는 누워서 지내게 되는 경우가 생긴다. 류마티스 관절염에 걸리면 괴롭더라도 계속해서 몸을 움직일 필요가 있는 것이다.

4. 관절의 변형

이처럼 류마티스 관절염에서는 여러 관절에 통증이 생기는데 이것이 오랫동안 진행되면 관절이 파괴되어 관절이 변형된다.

관절에는 지지성(支持性)과 운동성(運動性)이라는 두 가지의 중요한 기능이 있다. 지지성이라는 것은 체중을 받쳐주어서 몸을 잘 지탱하는 것으로 발목, 무릎, 허리 등의 관절이 몸을 잘 지탱하므로써 우리들이 똑바로 서 있을 수 있는 것이다. 운동성이라고 하는 것은 자유롭게 움직이는 것을 말한다. 손목의 부드러운 움직임, 무릎이나 팔꿈치의 역동성 등 이들 모든 관절이 정상으로 움직이기 때문에 가능한 것이다.

관절이 파괴되면 이들의 중요한 움직임은 없어진다. 무릎의 관절이 파괴되어 후들거려 서 있을 수 없게 되거나, 똑바로 앉을 수 없게 되는 등 운동이 제한된다. 경추(頸椎)가 파괴되면 두통이 생기거나 목을 움직일 때 아프거나 목이 움직이지 않게 된다.

경추는 뇌에서 나오는 신경(神經)인 척수를 지탱하는 역할을 하고 있기 때문에 병이 많이 진행된 상태에서는 그 신경에까지 영향이 미쳐, 팔과 손이 저리거나 마비가 일어나는 경우도 있다. 턱의 관절이 파괴되면 입을 크게 벌리지 못하게 되거나 씹는 동작이 부자유스럽게 되고, 소화불량으로 건강의 약화가 후유증으로 초래되는 경우가 있다.

5. 하퇴부 전면의 피하결절(皮下結節)

류마티스 관절염에서는 뼈가 돌출된 부분에 피하결절이라는 딱딱한 응어리가 생기는 경우가 있다. 가장 발생하기 쉬운 부분은 하퇴부의 전면 신전부(伸展部)이다. 누워만 있는 사람은 머리 뒷부분에 응어리가 생긴다. 그 밖에 손가락 관절에도 생기고 허리의 선골 부위(仙骨部位)와 둔부(臀部) 등에 생긴다.

피하결절의 크기는 보통 대두콩보다 조금 작은데, 직경 5~6cm 정도의 것이 생기는 경우도 있다. 그러나 이 피하결절은 류마티스 관절염이 없어지면 자연스럽게 사라진다.

6. 관절 이외의 증상

류마티스 관절염은 관절의 통증과 부종을 일으켜 운동기능 저하와 관절강직을 초래하는 병이지만 이로 인한 전신적인 증세도 심하며 중요하다. 관절 이외의 증상을 정리하면 아래와 같다.

① 발열

② 진땀을 흘린다.

③ 식욕이 없어진다.

④ 체중의 감소

⑤ 빈혈

⑥ 쉽게 피곤해진다.

⑦ 끈기, 의욕이 없어진다.

⑧ 우울증

관절 이외에 침범하는 류마티스의 증상과 기관

증 상	침 범 된 기 관
골근육계	근육이 약해지고, 뼈가 물러진다.
폐	폐가 딱딱해진다.(肺線維症)
	숨쉬기 힘들어지거나, 기침이나 가래가 계속된다.
심 장	심장을 써는 막안에 물이 고인다.(심외막염)
신 장	신 기능이 저하한다.(신부전증)
	아미로이드가 신장에 쌓인다.
피 부	피부의 염증
	류마티스 결절, 레이노 현상, 피부홍반, 궤양
눈	눈의 염증(상각막염)
타 액 선	침샘·눈물샘에서 침이나 눈물이 나오지 않는다.
	쉐그렌 증후군
신 경 계	신경의 염증
	손바닥의 쪽의 손목에서 팔까지 마비된다.
	手根管증후군
	손 발끝이 마비된다 : 다발성신경염

7. 통증의 종류

류마티스 장애의 가장 큰 요인이 되고 있는 것은 통증이고, 이 통증만 없으면 일상생활에 아무 지장이 없는 사람이 많이 있다. 그러나 일반적으로 통증이라고 해도 여러 종류가 있다.

(1) 자발통(自發痛)

관절을 움직이지 않고 가만히 있어도 아픈 경우로, 그런 관절은 대부분 만져보면 열이 나고 부어 있다. 이것은 염증이 급성으로 활동하기 때문에 관절의 활막(滑膜)이 두꺼워지고, 관절 내에도 물이 차 있기 때문이다. 이 통증은 습포를 붙이거나 항염증제를 먹거나 안정하면 대부분 없어진다. 만약 관절 속에 물이 많이 차 있기 때문에 통증이 생기는 경우는, 정형외과 의사는 관절천자를 통하여 관절액을 제거한다.

(2) 압박통(壓迫痛)

염증이 잠시 가라앉으면 자발통은 사라지지만, 관절을 약간 눌러보면 아픈 경우가 있다. 이것은 염증의 흔적인 경우가 많고, 통증에 의해 생활에 지장이 있으면, 간단한 물리요법이나 항염증제를 복용하면 된다.

(3) 운동통(運動痛)

관절을 움직이는 것 때문에 통증이 나타나는 경우이다. 이때는 관절을 약간 굽히고 쉬면, 통증이 덜해지므로 통증이 있을 때에 관절을 약간 굽히고 있는 것을 자주 본다. 그러나 굽힌 채로 장시간 있으면 관절 주변의 근육이 짧아지게 되고, 다음에 펴려고 하면 잘 펴지지 않는다. 중요한 것은 통증이 있어도 관절을 충분히 굽히거나 펴거나 해서 관절 주변의 근력을 강하게 하는 일이다. 이 통증은 관절의 연골손상에 의해서 뼈와 뼈가 스치게 되면 생기기 쉽고, 퇴행성 관절염으로 합병되기 쉽다. 더욱이 무릎이 30° 이상 굽혀진 채로 펴지지 않으면, 대부분의 사람은 보행할 수 없게 되는 경우도 있다.

(4) 하중통(荷重痛)

관절염이 만성으로 계속되면, 관절의 표면을 덮고 있는 연골이 닳아지게 된다. 또 체중이 실리면 뼈마디가 직접 스쳐지게 되고, 하중통이 나타난다. 특히 골반·슬관절·족관절은 갑자기 서거나 걷거나 할 때 오독오독하거나 와삭와삭 등의 뼈가 스치는 소리와 함께 통증이 있다. 이것은 기계적인 통증이므로 약으로 억누르는 것보다는, 우선 체중을 줄여 관절에 실리는 하중을 덜어주고 근력을 키우는 것부터 시작한다. 그러나 이런 정도로 진정되는 예가 적어 대부분은 보조기 장치를 장착하고, 경우에 따라서는 수술이 필요하게 된다.

(5) 한랭통(寒冷痛)

추워지면 어깨나 무릎·허리 등이 아프기 쉽다. 또 에어컨 앞에서 가만히 바람을 맞고 있을 뿐인데도 통증이 나타나는 경우가 있다. 이것은 관절 주위나 근육 주변의 혈관이 추위 때문에 수축해서 피의 순환이 나빠지고 나아가서 관절에 통증을 가져오게 하기 때문이다. 이러한 경우는, 우선 따뜻하게 하는 것이 치료가 된다. 가디건이나 두꺼운 스타킹, 보온용 타이즈 등이 유효하다. 또 수족을 움직여서 피의 순환을 좋게 하는 것도 중요하다. 여름에 쇼핑할 때는 가벼운 웃옷을 가지고 외출하는 것이 좋겠다. 또, 추운 곳에서 장시간 일을 할 때는 직접 바람에 닿지 않도록 긴팔 셔츠를 입거나, 바지를 입는 것도 해결책의 하나라고 생각한다.

(6) 일기통(日氣痛)

「지금부터 날씨 흐려져서 비가 올 것 같다」, 「장마 기간 동안 궂은 날씨 때문에 관절이 아프다」라는 소리를 자주 듣는다. 이것은 옛날부터 장마철 계절신경통이라고 불리는 것으로, 날씨가 바뀔 때 관절통이 나타나는 것이다. 이 원인에 대해서는, 인공기상실의 실험에서 습도가 높거나 기압의 변화가 낮아질 때에 통증이 나타나는 것으로 알려져 있다. 또 저기압에 동반하는 한랭기단의 침입시에 즉, 한랭전선의 통과시에 인체에 강한 영향이 생긴다. 따라서 기온이 급격히 내려갈 때, 비가 내리기 전, 습도가 올라갈 때 등에도 통증이 더해진다. 한랭전선이 인체에 미치는 영향도 통과 5~10시간 전부터 있고, 의학적으로도 히스타민 같은 물질이나 브라디키닌 등의 염증을 유발하는 물질이 체내에 만들어진다는 사실이 밝혀져 있다. 특히 류마티스에서는, 관절액을 증가시키기 때문에 통증이 생긴다. 유감스럽게도 이 통증은 예방도, 통증을 줄이는 것도 불가능하다. 이 시기를 넘기든가, 그렇지 않으면 기후의 변화가 심하지 않은 지방으로 옮기는 방법밖에는 없다.

(7) 생리 전의 통증

생리전이 되면 언제나 관절통이 있다고 하는 사람도 있고, 또 임신하면 류마티스가 좋아지는 사람도 많다. 그러나 여성 호르몬과 류마티스의 관계에 대해서는 확실히 알려진 것은 없다.

(8) 목과 후두부의 통증

류마티스가 생기는 목과 후두부의 통증에는 대개 2종류가 있다. 하나는, 따끔따끔거리는 것 같은 신경통 같은 통증인데, 이 원인은 류마티스에 의한 경추의 변화 때문에 신경이 압박되어 통증이 생기는 것이다. 이것에 대해서는 물리적으로 신경이 압박받고 있으므로, 통증을 덜기 위해서는 견인요법과 경추수술을 하는 방법이 있다. 그러나 이렇게 심한 류마티스인 경우는 드물고, 거의 목뒤와 후두부의 관자놀이에 걸쳐서 묵직한 느낌은 조르는 것 같은 통증인 경우가 많다. 이러한 것은 류마티스와는 직접적인 관계는 없는 것이지만, 정신적인 긴장이 원인이되어 어깨가 굳는 것과 같은 증상이 동반되거나, 목 주위의 근육의 긴장에 의해 생기는 것이다. 이런 때는 두통이 동반되는 경우가 흔하다.

(9) 요통(腰痛)

류마티스에서 생기는 요통은 무릎이나 골반관절의 굴곡에 따라 요추가 앞으로 휘어져 있기 때문에 요추에 부담을 주어 생기는 통증과, 골다공증 때문에 요추에 미세한 압박골절을 일으켜 생기는 통증으로 주로 2종류이다. 이 차이에 대해서는 X선을 찍어보지 않으면 모르겠지만, 골절이라면 조기치료가 필요하겠고, 근육에 의한 요통이라면 등의 근육을 펴고, 복근을 훈련시키는 요통체조와 투약, 물리요법이 유효하다.

(I0) 심인통(心因痛)

회사에서의 대인관계나 가족간의 문제 등으로 괴로워할 때, 관절의 통증이 악화되는 경우가 있다. 정신적인 스트레스도 류마티스를 악화시키는 요인의 하나이므로, 스트레스의 원인이 되는 문제를 해결하는 것도 류마티스를 잘 해결하는 하나의 비결이다.

제3장

류마티스성 관절염의 검사와 진단

1. 혈액검사의 내용

혈액검사는 목적에 따라 내용이 바뀌고, 검사종목도 200여 종이 있으므로 관절염 진단에 필요한 검사만 하게 된다.

(1) 류마티스 인자(Rheumatoid factor : RF)

류마티스 관절염의 진단을 위하여 가장 많이 실시되는 검사는 류마티스 인자라는 항체를 조사하는 검사법이다. 혈액을 체취하여 이 중에서 류마티스 인자가 있는지 없는지를 조사하는 것인데, 류마티스 관절염 환자 모두가 류마티스 인자를 지니고 있는 것은 아니다. 양성인 경우는 약 70%로, 발병 초기부터 양성으로 나오는 경우는 20~30% 정도이다. 더구나 양성으로 판명된 사람 모두가 류마티스 관절염이 되는 것은 아니다. 전신성 낭창성 자반증 등과 같은 교원병(膠原病)으로 분류되는 질환은 양성으로 되기 쉬우며 만성 간염이나 간경화 등의 간장병, 결핵, 매독 등에서도 30% 정도 양성으로 나온다. 건강한 사람 중에도 2~3% 정도 양성으로 나오게 된다. 따라서 류마티스 인자는 류마티스 관절염의 검사로서 중요하기는 하지만 결정하는 요인은 아니며 이것만으로 진단을 내릴 수는 없다.

류마티스 관절염 이외의 교원병(膠原病)을 구별하는 검사로서는 항핵항체(抗核抗體 : ANA)의 유무를 조사하는 혈액검사가 있다. 항핵항체도 자기항체의 일종으로 교원병 전반을 통하여 검출되는데 교원병의 종류에 따라 그 검출방향이 다르기 때문에 류마티스 관절염 이외의 병과의 구별하는 지표가 되는 정도이다.

(2) C-반응 단백(C-reactive protein : CRP)

이 검사도 적혈구 침전 속도와 마찬가지로 류마티스의 활동성을 보는 검사이다. C-반응 단백은 몸속에서 염증 등에 의해 파괴되고 있는 세포의 상태를 반영하며, 1플러스(1+)~4플러스(4+) 등으로 나타낸다. 적혈구 침전속도와 마찬가지로 활동성의 강약에 의해 변화하지만, 반응은 침전속도보다도 빠르고, 몇 달간의 관찰로 활동성을 반영하고 있다고 봐도 된다.

(3) 류마티스 인자(RF)치는 병의 결과이며, C-반응 단백치는 병의 원인

면역학적인 검사결과의 이상으로는, 류마티스 인자가 높아진다. 류마티스 인자는 IgG의 철(鐵) 부분에 대칭하는 항체이다. 이것이 있으므로 자가면역질환이라고 추정되는 것이다.

란스버리 활동성 지수는 아침의 마비가 몇 시간 지속하는가, 그리고 악력(握力)이 어느 정도인가, 어떠한 관절이 침투당하고 있는가, 혈침속도의 값이 얼마인가, 그러한 주관적 또는 객관적 항목에 점수를 붙이고 그것으로 활동도를 나타내는 것이다.

활동성인 환자의 란스버리 지수는 입원 당시 매우 높지만, 어느 정도 치료를 하면 줄어든다. 하지만 류마티스 인자를 보면, 란스버리 활동성 지수가 높은 입원 당시도 그 값은 매우 낮아지고 있다. 따라서 반드시 병의 활동도와 류마티스 인자의 값은 일치하지는 않는다. 이 결과로부터 생각할 수 있는 것은, 류마티스 인자는 병의 결과로서 발생하는 것이지, 결코 병의 원인은 아닐 것이라는 것이다.

그것에 비해서 C-반응성 단백의 값은 란스버리 활동성 지수에 자주 상관한다. 최초의 쪽이 전체로서 높고, 어느 정도 란스버리 활동성 지수가 떨어졌을 때는 반응성 단백질도 떨어진다. 반응성 단백질은 병의 추이를 보는 데 매우 좋은 예민한 검사라고 말할 수 있다. 따라서 류마티스 환자의 병이 안정되어 좋아지는가 혹은 점점 나빠지는가, 진전되고 있는가 하는 활동도를 보는 데 제일 간단하고 좋은 지표는 정기적으로 C-반응성 단백을 측정해서 진단하는 것이다. 그리고 류마티스 인자는 병의 활동도를 진단하는 데 반드시 좋은 방법이라고는 말할 수 없다.

(4) 혈액의 적혈구 침전 속도

혈액 적혈구 침전검사는 류마티스의 활동성을 보는 중요한 검사이다. 적혈구 침전치는 건강한 사람은 1시간에 15mm 이하지만, 류마티스 활동성이 강한 때는 수치가 높아지고, 진정되면 수치는 낮아진다. 그러나 류마티스는 자주 변하므로 몇 주가 지나면 또 변화가 생기기 때문에 검사의 수치는 긴 안목으로 정기적으로 실시해야 한다.

(5) 혈액검사의 정상치와 류마티스에 의한 변화

혈액의 변화

	정 상 치	류마티스에 의한 변화
적 혈 구 수	350~500만	저하 ↓
백 혈 구 수	3,000~8,000	증가 ↑
헤모글로빈	12~16g/dl	저하 ↓
해마토크릿	35~45%	증가 ↑
혈 소 판	15~30만	저하 ↓
적혈구침전속도	15mm이하/1시간	증가 ↑
알 부 민	5.0g~7.5g/dl	저하 ↓
γ-글로불린	20%이하	증가 ↑
A / G 比	1.2~1.8	저하 ↓
G O T	5~40 단위	변화없음

(6) 혈청검사의 류마티스에 의한 변화

앞에서도 설명하였지만 혈액은 혈장과 혈구의 성분으로 나눌 수 있
으며, 혈구에는 수명이 있어 수명이 다한 혈구는 죽어가고 또한 새로운

혈장의 변화

	정 상 치	류마티스에 의한 변화
G P T	5~40 단위	변화없음
B U N	5~20단위	변화없음
크 레 아 틴	0.5~1.5	변화없음
콜레스테롤	240이하	변화없음
중 성 지 방	160이하	변화없음
혈 청 청	50~140g/dl	저하 ↓
류마티스반응	없음	양성화 ↓
R A H A	〈40배	양성화 ↓
C-반응 단백	없음	양성화 ↓

혈구가 생성된다. 이 곳에서는 혈장으로 검사할 수 있는 종목을 설명하고자 한다.

(7) X선 검사

류마티스 관절염이 되면 뼈에서 칼슘이 빠져 뼈가 약해지는 골다공증이 되기 쉽다. 이 골다공증은 여성 특히 갱년기의 사람에게 많고, 류마티스가 합병되면 심하게 진행된다. 그리고 류마티스가 진행되면 연골이 녹고, 뼈가 파괴되고, 관절이 변형되어 결과적으로는 관절이 붙어버리게 되어 운동장애가 있는 불구의 상태가 된다.

이러한 변화는 관절의 통증이나 부종 등의 자각증상이 없이도 진행되는 경우가 많으므로, 류마티스의 상태가 지금 어느 정도인가를 알기 위해 또는 수술을 하는 것이 좋은가를 판단하거나, 수술을 한 경우 수술 후의 경과를 보기 위해서 정기적으로 X선 검사는 꼭 필요하다.

병의 초기에 X선 검사를 해두고 정기적으로 검사를 해야 병의 진행속도를 알 수 있고, 수술시기를 선택할 수 있다.

2. 종합적인 진단방법

관절이 아픈 병은 류마티스 관절염뿐만은 아니라 중년층의 통풍성 관절염과 고령자에게 많은 퇴행성 관절염이나 다른 염증에 의한 관절염이 있다. 발생하는 관절의 변형을 조사하는 데 X선 촬영과 관절염의

만성 류마티스 관절염의 진단기준표

기 준 항 목	정 의
① 기상시근육의 강직	적어도 한 시간 이상 지속할 것
② 3곳 이상의 관절염	동일시기에 의사에 의해 확연되는 3곳 이상의 연부조직의 종창(腫脹) 또는 관절액저류(골증식만으로는 불가), 양측의 PIP, MP, 손, 무릎, 팔꿈치, 발의 14개소관절영역으로 한다.
③ 손가락의 관절염	손의 PIP, MP의 관절 중 적어도 한곳의 부종
④ 대칭성 관절염	PIP, MP에 관해서는 완전히 대칭이 아니어도 됨.
⑤ 피하결절(皮下結節)	의사에 의해 확인되는 뼈의 동출, 신전부 표면이나 관절 근처의 피하결절
⑥ 류마티스 인자	정상인에 해 5% 이하의 양성률이면 어떤 방법이라도 좋다.
⑦ X선상의 변화	손목에서 손가락의 정면 촬영으로 골극, 관절 근처의 뼈위축, 변형성 관절염의 변화는 제외된다.

MP : 손의 중수지관절, PIP : 손의 근위지관절

특수검사를 이용하고 있다. 그러나 초기 단계에서는 관절의 변형이 일어나지 않으므로 이것만으로 진단하기는 어렵다. 류마티스 관절염은 한가지만으로 결정적인 진단을 할 수 있는 검사는 없다. 혈액검사, 류마티스 인자, 항핵항체, X선, 임상증상 등 다양한 검사결과에서 종합적으로 진단된다.

위의 7개 항목 중 4개 항목을 만족하는 것을 만성 류마티스 관절염으로 분류하며, 항목 ①∼④는 6주간 이상 지속되어야 한다.

이 진단기준은 미국 류마티스 학회에서 정한 것으로 세계적으로 사용되고 있는데 이 진단기준을 충족시키기 위해서는 보통 발병하고 나

서 반년 내지 1년 정도 걸린다. 그러나 류마티스는 조기에 진단하여 조기에 치료하는 것이 중요하다. 현재는 조기 진단의 통일적인 기준은 나와 있지 않고 미국의 류마티스 관절염 전문의는 미국의 진단기준에 자기의 진료경험을 더하여 진단을 내리고 있다. 저자도 이 방법을 사용하고 있는데, 예를 들면 미국의 진단기준으로는 아침에 저린 증상이 1시간 이상으로 나와 있는 것을 30분 이상이면 조기 류마티스 관절염으로 진단하고 있다.

류마티스는 증상이 적을 때나 병의 초기 단계에서는 좀처럼 진단하기 어렵다. 어떤 한두 가지의 증상이 있으므로 류마티스라고 진단하는 것이 아니고, 여러 증상이 겹쳐서 나타날 때에 비로소 류마티스를 진단한다.

류마티스 진단은 미국 류마티스협회의 진단기준이 세계적으로 사용되고 있고, 다음의 7가지 증상 중에서 4가지 이상일 경우에 만성 류마티스 관절염이라고 진단하고 있다.

제4장

류마티스성 관절염의 유사형과 감별진단

1. 유사형(類似型)

(1) 악성 류마티스성 관절염

악성 류마티스성 관절염으로서의 진단 기준 중 확실한 것은 중소혈관(中小血管)에 염증이 있는 것으로서, 특정질환(난치병)으로 지정, 연구대상으로 삼아 왔다. 혈관염이란 병리조직학적 검사에서 분류되는 류마티스에 의한 병으로, 전문적인 용어인데 임상적으로는 혈관염이 생기면 그 혈관이 있는 장기나 조직에 중대한 변화가 생긴다.

다발성 신경염으로 손발이 저리거나 피부궤양, 자반, 출혈, 피하결절, 궤양, 각막염, 안저출혈, 흉막염(늑막염), 심낭염, 심근염, 심근경색, 폐렴, 혈관염, 장경색, 하혈, 복통, 발목의 부종, 림프선염 등이 발생한다. 중요한 내장에까지 침투하면 지금까지 사망하지 않는다고 알려져 있던 류마티스에 의한 사망도 발생하므로 '악성'이라는 말이 붙여졌다. 악서 기술한 증상 중 2가지 이상이 나타나면 악성 류마티스 관절염이라고 진단해도 좋다. 혈관염이 어쩔 수 없는 상황, 즉 예를 들어 관절의 파괴변형이 심하여 앉은뱅이가 되거나 경추탈구(頸椎脫臼)로 사망한 예도 류마티스에 의한 사망이지만, 혈관염으로서 병리학적 또는 임상학적 면에서 인정되지 않는 한 악성 류마티스 관절염이라고 할 수 없다. 환자 수는 전국적으로 1천 명으로 추정되고 있다. 부신피질 스테로이드제는 치료상 투여를 필요로 한다. 페니실라민D제나 면역억제제가 치료제로서 많이 사용되고 있다.

(2) 소아기(小兒期) 류마티스 관절염

　주로 소아기(2~10세)에 발병하는 병으로, 증상의 특징은 대부분이 고열, 설사, 관절의 부종, 통증이 있으며 류마티스열과 구별하기 어려운 경우도 있다. 관절염증은 다발성으로 류마티스열과 같이 이동하지 않으며 관절의 경직이나 굴곡구축을 일으키기 쉬우며 손가락 등의 소관절, 경추관절(頸椎關節) 등에 잘 나타난다. 발생 방식은 급성형 또는 전신형, 다관절형 또는 성인형(4군데 이상의 관절에 발생), 단관절염형(單關節炎型) 등이 있다.

　기상시 경직이 심하며, 어린이의 경우 아침기상이 매우 느리며, 불쾌하고, 바닥에서 팔꿈치나 무릎을 구부리고 있으며, 머리뼈가 아파서 돌아누울 수 없는 경우가 있다. 류마티스 반응은 음성이 많으며, 빈혈, 혈침상승(血沈上昇), 심낭염, 심근염, 눈의 염증, 피부발진도 있다. 소아기 류마티스의 어린이는 발육장애가 일어나 심한 신체장애가 되기 쉬우며 턱이 발육하지 않아 작게 보인다. 치료는 성인의 류마티스에 준하며 아스피린 요법인 경우 대량이 좋으며 조기에 스테로이드를 사용해야 한다. 특히 홍채염(紅彩炎)이 있는 경우에는 조기에 스테로이드를 대량으로 복용해야 한다.

(3) 쉐그렌씨 병

　만성 류미티스 관절염과 같은 증상으로, 특징은 눈물샘이나 타액선이 손상되어 눈물샘이 부어 눈물이 나오지 않고, 각막이 건조하여 통증이 생기며, 타액선이 부어 수액이 없어져 입속이 말라 목소리가 안 나오니

병이다. 이러한 증상이 만성 류마티스 관절염에 합병되었을 때 쉐,렌 증후군이라고 한다. 쉐그렌씨 병은 관절증상에 대해서는 류마티스와 같으며, 눈에는 인공눈물을, 입에는 소독을 한다. 스테로이드제나 면역억제제를 사용한다.

(4) 기타 유사형

① **건선성(乾鮮性) 류마티스 관절염** : 건선이라는 피부병이 무릎 아래 쪽이나 팔꿈치 외측에 생기는 류마티스 관절염, 손톱이나 발톱에도 변형이 생긴다.

② **펠티(Felty)씨 병** : 비장(脾臟)이 커지는 류마티스 관절염

③ **라이터(Reiter)씨 병** : 결막염, 요도염을 수반하는 류마티스 관절염, 남성에게 많다.

④ **회귀성 류마티스 관절염** : 관절 부종을 반복하는 류마티스 관절염

⑤ **경직성 척추염** : 서양인들에게는 많고 우리나라 사람들에게는 적은 병이며, 주로 20~40세 남성에게서 많이 나타난다. 등뼈의 추간(椎間)관절이 손상되어 관절이 유합되고, 인대도 함께 골화(骨化)되어 척추뼈는 하나의 대나무 줄기처럼 된다. 그 결과 등뼈가 둥글어지고 척추가 앞으로 굽어져 뒤돌아볼 수 없게 된다. 손발에는 신경통 같은 진통이 있으며 보행이 곤란해진다. 폐활량이 감소되고 혈액도 혼탁해지며, 류마티스 반응은 음성으로 나타나는 예가 많다. 온열, 체조법을 실시하며, 약은 류마티스에 준하여 투여한다. 그러나 스테로이드제는 삼가며 온천이 효과적이다.

2. 감별진단(鑑別診斷)을 요하는 질환

(1) 류마티스열(Rheumatic fever)

소아에서 류마티스라고 하면 주로 류마티스열을 말하는 것으로, 급성 류마티스열과 대체로 증상이 같다. 류마티스열은 주로 어린이에게 많은 병이므로 학교 위생 차원에서도 문제가 되며, 심장이 손상되어 합병증을 일으키거나 류마티스성 심장염으로 사망하거나, 성인이 되어 심장판막염을 일으키는 3대 원인 중 하나가 되는 문제의 병이다. 그러나 지금은 환자수가 감소되어 1977년의 보건원의 통계에서 류마티스열 환자의 수는 1,000명, 사망 100명, 류마티스성 심장병 378명이다.

증상으로는 원인불명의 발진이 있으며 편도선염이 발생하고 관절이 서서히 부어 오른다. 피하결절이나 발진 등이 발생하는 경우도 있다. 그 점이 류마티스 관절염과 매우 유사한데, 류마티스열의 관절염은 대체로 10일 이내에 치료가 되며, 심장에 손상이 없다. 즉 심염, 다발성 이동성 관절염, 윤형성 홍반(붉은 바퀴모양 발진), 피하결절, 소무도병(小舞導病 : 의식하지 않은 사이에 춤추는 듯한 동작을 함) 중 적어도 한 증상이 나타난다. 심전도에서 PQ연장, 혈침촉진, CRP 양성, ASLO 반응 양성 등이 나타나며, 소아에게는 복통, 흉통, 발진, 비출혈 등이 나타난다.

원인은 용혈성 A군 연쇄상구균이 인두(咽頭)로부터 침투하여 류마티스열에 걸리기 쉬운 체질인 소아에게 면역반응이 생겨 발병한다. ASLO 반응이란 용연균에 대한 항체로, 330배 이상 양성이 아니면 류마티스열이라 할 수 없다.

발병하면 반드시 의사에게 진찰을 받아 아스피린 요법을 시작하며 항생물질, 스테로이드제 등을 혼합 사용할 수 있다. 한편 체력이 소모되지 않도록 일반요법으로 안정을 유지한다. 재발이 잦으므로 ASLO 반응을 참고로 장기적으로는 18세까지는 항생물질이나 설파제를 사용할 필요가 있다. 합병증에 걸리지 않도록 예방하는 약물(설파제, 페니실린제) 투여가 효과가 있다.

(2) 퇴행성 관절염(退行性關節炎)

흔히 중년 이후의 살찐 여성의 좌우 무릎이 부어오르며 통증이 생겨 류마티스로 착각하는 경우가 있다. 그러나 그 대부분이 퇴행성 관절염으로 골성 관절염이라고도 한다. 통계에 의하면 남녀 차는 거의 없으나 50세 이상의 노인의 30%에서 나타나는 병이다. 그렇다면 노인인구 1,000만 명 중 300만 명 이상에서 이 병이 나타나는 것이 되나 염증이 합병되지 않으면 흔히들 진찰을 받지 않고 있다. 이것은 류마티스성 질환보다 많은 병이다. 역사적으로는 인류의 태초부터 원시인의 화석이나 이집트의 미라에서도 발견될 정도다.

인간의 행동은 모두 큰 관절에 부담을 주게 되고 오랜 기간동안 사용하여, 우선 가장 먼저 큰 관절의 연골에 무리가 간다. 관절연골의 영양은 모세혈관의 말단으로부터 스며들 듯이 보급되는데, 노인성 변화나 질병이나 외상 등이 있으면 영양 보충이 불충분해진다. 백색 투명했던 관절연골은 황색을 띠며 연골 면이 거칠어져 끝내는 파손된다. 이렇게 되면 뼈와 뼈가 부딪치게 되고, 뼈는 마찰에 의하여 마모되고, 증식되어 쓸모 없는 뼈가 생겨 관절에 변형을 초래한다. 이렇게 하여 퇴행성 관절염이 되는데, 이러한 관절을 치료하지 않고 과도하게 사용하면 관절 강직이 후유증으로 생긴다. 만성 류마티스성 관절염이 일단 치료되어도, 2차적으로 이러한 퇴행성 관절염이 발생하기 쉬우므로 노인이 되어서 또다시 관절의 부종이 있는 경우의 대부분은 류마티스 관절염이 일어난 것이라 할 수 있다. 증상은 우선 통증이 있다. 퇴행성 관절염이 생기기 쉬운 관절은 역시 체중이나 사용 부담이 가장 많이 있는 관절이다. 슬관절(무릎), 발목, 고관절, 손가락끝, 척추(경추, 요추) 등에 흔히 나타나는데 가장 흔한 것은 양 무릎이다. 척추 중 경추인 경우에는 퇴행성 경추염, 요추인 경우에는 퇴행성 요추염이라고 한다. 양쪽 손가락 끝부분의 손톱옆에 혹과 같이 되어 있는 것을 헤버든(Herberden)씨 결절이라고 부른다. 이것은 퇴행성 관절염의 특징이다.

통증의 특징은 움직이기 시작했을 때 통증이 있으며, 그것을 조금씩 움직이면 통증이 사라지고 걸을 수 있게 된다. 그것은 관절의 변화와 슬관절 주위의 근력저하와 근육상호간의 부조화 때문이다. 어느 정도 퇴행성 관절이 있어도 관절 주위의 근육의 힘이 튼튼하면 통증은 없다.

기상시 경직이나 운동시 몸이 무거운 경우는 거의 없으며, 있어도 단시간이다. 관절이 붓고 아프고, 좌우 똑같이 나타나는 것으로 류마티스 관절염으로 생각하기 쉽지만 전혀 다른 것이다. 운동시 관절에 우둑우득 소리가 나는 경우도 있지만 류마티스 관절염처럼 유착되는 경우는 없다. 관절의 변형은 있으며 X선 검사로 구별이 가능하다. 열은 염증이 있는 경우에 나지만 보통은 열이 없다.

퇴행성 경추염에서는 어깨 결림이나 손의 신경통, 요추염에서는 요통이나 좌골신경통, 허벅지 관절에서는 요통이나 운동장애가 있다. 헤버든 씨 결절이 손가락의 원위지(遠位肢)관절에 나오며, 초기에는 원위지관절에 잘 나타나지 않는 것도 특징적이다. 중수지관절 부위에 발생하는 경우도 있다.

어깨관절에서는 오십견, 팔꿈치 관절에서는 엘보우(주관절 인대염)의 원인이 된다. 슬관절에 발생한 경우 통증 때문에 계단을 오르내리기 힘들고, 걷기 힘들며, 끝내 걷지 못하게 되어 앉은뱅이 노인이 되는 환자도 있다. 관절 부종이 있어 몇 번이고 관절액을 뽑지만 류마티스 관절염과는 다른 관절액이 나타난다.

이 병에서는 몸이 편하고 빈혈 등이 거의 없으며 혈액도 염증을 일으키지 않는 한은 정상 범위이다. 류마티스 반응은 나오지 않는다.

퇴행성 관절염은 노인의 병이므로 악으로 고령화사회가 되면 더욱더 큰 문제로 등장할 것이다. 따라서 예방에 힘써 마비되어 움직이지 못하는 노인이 되지 않도록 노력해야 한다. 노화현상의 하나로서는 노화를 방지하는 수단은 만들어내지 못하기 때문에 일반적으로 우선 노화를 촉진시키는 인자를 제거해야 한다. 고혈압, 당뇨병, 뇌졸중, 신장병 등을 정확히 검사하여 가능한 한 미리 치료를 해두는 것이 중요하다.

이 병에 걸리기 쉬운 체질의 사람이나 이미 발병하고 있는 사람에게는 불편한 관절에 대한 지나친 운동이나 무게의 부담을 주는 것은 삼가야 한다. 오래 서 있거나 격하게 계단을 오르내리는 것, 장거리 보행

등을 계기로 발병한 사람의 수(數)가 상당히 많다.

그렇다고 안정만 하고 있어도 안 된다. 운동능력이 저하되어 관절이 휘어질 우려가 있기 때문이다. 그 병의 시기와 나이에 맞는 적절한 운동을 해야 한다. 무릎에 부담이 가는 관절에는 외출시에 보조기를 착용하여야 한다.

국부적인 진통과 혈행(血行) 개선을 위해서는 무엇보다도 균형 잡힌 운동과 안정, 온열을 중심으로 한 물리요법을 해야 한다. 물리요법은 병원에서 하는 것이 가장 좋다. 목욕을 좋아하는 사람이라면 목욕을 자주 하는 것이 좋으며 그런 의미에서는 온천도 효과적이며 온천치료는 퇴행성 관절염에 매우 효과적이다. 마사지, 침구(뜸)요법 등도 보조적 의미로 유효하다. 국부 찜질제를 붙이는 것도 의외로 효과적이다.

노인에게는 단백질이나 칼슘 등의 영양문제도 무시할 수 없으며 살이 찔 염려가 있는 식사는 절대 금물이다.

약물요법은 다양한 약물들이 개발되어 있기 때문에 치료가 용이하다. 동통에는 비스테로이드제를 사용하며, 장기간 사용은 금한다. 관절에 염증이 심한 경우에만 스테로이드제를 사용하는데 그것도 가능하면 단기적으로 실시하는 것이 좋다. 혈행개선제, 비타민, 특히 비타민 E는 필수적이다. 타액선 호르몬제도 있으나 효과는 불확실하다. 고관절(엉치관절, 슬관절에는 수술요법도 좋은 방법이 많다.

(3) 전신성 낭창성 자반증(全身性狼瘡性紫斑症)

20세에서 40세 사이의 여성에게 흔히 발생하는 병으로, 남성에게는 거의 발생하지 않는 중년여자의 병이다. 전국에 3,000명의 환자수가 추정되는데 계속해서 증가하는 추세에 있다. 교원병(膠原病) 중에서도 대표적인 병으로 자세히 설명하고자 한다. 증상은 초기에 미열, 관절통과 관절의 부종이 여러 관절에 나타나거나, 기상시 경직이 있는 경우도 있어서 많은 사람들이 류마티스 관절염으로 착각한다. 그러나 관절의 X선 검사에서는 류마티스 관절염 정도로 파괴되거나 경직되는 경우는 없으며, 특히 관절증상은 적은 것이 보통이다. 낭창성 자반증이 류마티스 관절염에 겹치는 경우가 있는데, 이 때는 물론 류마티스 관절염의 증상과 같이 나타난다.

발병 유인에는 강한 태양 빛에 의한 경우가 많으며, 임신, 출산, 과로 등도 계기가 될 수 있다. 또 얼굴에 특징적인 나상홍반(裸像紅斑)이라는 선명한 붉은 반점이 나타난다. 코 주위를 끼고 연결되는 양 볼에 나비가 날개를 펼친 모양으로 생기며, 이마에 생기는 경우도 있다. 이 때는 38℃ 이상의 고열이 나며 관절통이 심하고 가끔 정신장애가 발병된다. 붉은 반점은 손이나 발, 전신에 나타나는데 손끝, 손톱 주변, 손 등에 나타나는 것이 특징이다. 반점은 흐려져서 지워지는 경우도 있지만 피부에 남는 경우도 있다. 이 병에 걸린 사람은 병이 명확해지기 전에 고치기 어려운 동통이 지속되며 레이노 현상이 있기도 하다. 손톱의 변형이나 탈모증 등의 피부증상이 잘 나타난다. 병이 진행됨에 따라 신장이 손상되어 요독증(尿毒症)을 일으켜 사망하는 사람도 적지 않다. 폐섬유증(肺纖維症), 흉막염, 눈의 홍채염 등도 합병하는 예가 있다. 이것은 교원병의 대표적인 병으로 자가면역질환이므로 걸리기 쉬운 체질이 있다.

① **자반증의 임상증상** 자반증이 무엇인가 하면, 자기항체가 생겨 그
자기항체가 면역복합체를 만들어, 그것이 신장 혹은 여러 가지
혈관에 침착해 다채로운 임상증상을 나타내는 병이다. 이 병은
압도적으로 여성에게 많고, 우리나라에서는 3,000명이 이 병에
걸려있다는 것이며, 왜 여성에게 많은가 하는 것은, 전혀 규명되
고 있지 않다.

자반증의 전형적인 증상이므로 자반증의 중요한 임상소견은 모
두 포함되어 있지만 표를 보면서 또 한번 정리해보면, 대부분의
환자들은 전신권태감, 잦은 피로감, 발열, 식욕부진의 전신증상으

자반증의 임상증상과 출현빈도

출현부위		증 상	빈 도
전신		전신권태감, 쉬운 피로감, 발열, 식욕부진	95%
장기	골/관절, 근육	관절통, 근육통, 다관절염, 근력저하	95%
	피 부 / 점 막	홍반, 원판상피진, 광선과민증, 구강궤양, 탈모, 지방직염, 혈관염, 두드러기진양피진, 수포성 피진, Raynaud 증상, 망상청색피반	80%
	혈액/조혈계	빈혈(만성 염증에 의함), 용혈성 빈혈 백혈구감소(특히 림프구), 혈소판감소 림프절종창, 비종(脾腫)	85%
	신 경 계	중추신경증상(특히 정신증상, 간질, 뇌혈관장해증상), 말초신경증상	60%
	신 장	단백뇨, 세포성원주, 신부전	85%
	심 장, 폐	심막염, Libman-Sacks 심내막염, 심근염 선천성 심실 차단증, 흉막염, 기질성 폐렴 폐고혈압증	60%
	복 구	급성 복막염, (장간막동맥염, 혈전증), 루프스방광염	5%

로부터 출발해서 발병한다.

그리고 장기증상으로는 관절염으로 인한 관절통이 반드시 일어나는데 손이나 팔다리의 관절이 아프기 시작해서 열이 나고 쉬 피곤해진다. 그러나 자반증은 관절이 점점 파괴되어 가는 관절염은 아니다. 이 점이 류마티스 관절염과 다르다. 류마티스 관절염은 진행성 관절염이고 연골이 파괴되어 최종적으로 관절이 완전히 없어져 버리지만, 자반증은 그러한 증상은 일어나지 않는다.

자반증의 임상증상 특징은 만성으로 악화와 호전을 되풀이하는 전신성의 다장기 장해 증상이다. 주요한 증상은 비진행성인 다관절염, 신염, 홍반염이지만 병의 초기부터 이들의 증상이 모두 나타나는 경우는 적다. 또 장기 장해도는 똑같지 않고, 증상은 여러 가지로 개인차가 크다.

그리고 피부에서 특징적인 것은 양볼을 중심으로 나비 모양의 홍반이 생기거나 원판상피진(圓板狀皮疹)이 생기고 광선과민증이 있으므로 일광에 노출시키지 않는 것이 중요하다. 예를 들면 산에 오르거나 여름에 해수욕을 가자마자 병이 악화된다. 게다가 구강에 궤양이 생긴다. 탈모가 일어나고 여러 가지 피부, 점막증상이 나오며 이들 증상은 80% 이상의 사람에게서 양성 반응이 보인다. 혈액, 조혈계에서는 전술했듯이 백혈구 감소가 일어나며, 특히 백혈구, 림프구, 혈소판의 감소가 특징적이다.

중추신경계에서는 정신신경증상을 나타낸다. 그리고 어떠한 이유인지 스테로이드 요법은 그것을 악화시켜, 때로는 매우 심한 정신증상을 일으켜서 자살을 도모하는 경우도 있다.

가장 중요한 점은 신장 이상이다. 신장이 어느 정도 침투당했는지가 이 병이 얼마만큼 중증인가를 아는 기준이 된다. 또 생명 예측에도 관계가 깊다. 신장 상태를 잘 유지하면 더 오래 살 수 있다. 그리고 심장이나 폐에서는 심막염·흉막염이라는 장막염(臟膜炎)이 하나의 특징이나 빈도는 60%이다. 만성 류마티스 관절염의 경우에는 기질성 폐렴이 특징적인 합병증이 되어왔다.

따라서 자반증이 경증인지 중등증(中等症)인지 중증(重症)인지는 신장의 상태로 판단한다. 표를 보면, 경증에서는 피진이 생기거나 관절염이 있거나 레이노(Raynaud) 증상이 있거나 하지만, 간헐적 단백뇨이므로 아직 그 정도 신장이 침투당해 있지 않은 상태다. 그것이 중등(中等)병이 되면 지속성 단백뇨가 되고, 중증이 되면 신(腎) 증후군에서 신부전이 된다. 이것은 전술했듯이 사구체 간질 세포가 증식해 경화되고, 섬유화를 일으키는 상태가 국소(局所)에 일어나던 것이 전체적으로 일어나는 것으로 사구체 전부가 파괴되면 당연히 신부전증 상태가 되어간다. 따라서 신장이 얼마만큼 침투당해 있는가 하는 것이 자반증이 얼마만큼 중증인가를 나타내는 것이 된다. 즉 자반증의 경우는 신장을 어떻게 지킬까 하는 것을 치료의 중심으로 생각할 필요가 있다.

② **자반증의 검사소견과 진단** 특이적인 자기항체가 진단의 결정자이고, 자반증을 의심케하는 검사소견으로서는 백혈구감소, 림프구감소, 혈소판감소가 있다. 그리고 요(尿)소견으로 지속성 단백뇨, 세

자반증의 병태에서 본 병형(病型) 분류

1. 경 증	원판성(圓板性) 자반증(SLE) 피진, 점막증상 관절염, 근육통 말초부위 혈액순환장애 장막염(소량의 貯留液) 요(尿)검사 이상 : 간헐적 단백뇨
2. 중등증	지속성 단백뇨 용혈성 빈혈 혈소판감소성 자반증 중추신경증상(뇌신경장해, 수막염, 기능성 정신증상 등) 장막염(다량의 貯留液)
3. 중 증	신부전 증후군 신부전(급속진행성, 만성) 중추신경증상(경련중적, 의식소실, 정신병) 기질성 폐렴, 폐출혈, 폐고혈압증 전신성 혈관염, 혈전증

포성 원주뇨가 보인다. 그리고 항핵항체 양성으로 특히 항ds-DNA 항체가 자반증에 특징적인 자기항체이다. ds-DNA는 이중

자반증을 의심케 하는 검사소견

1. 말 초 혈 : 백혈구(특히 림프구) 감소, 혈소판감소, 용혈성 빈혈(Coombs 시험양성)
2. 요(尿) 소 견 : 지속성 단백뇨, 세포성 원주뇨
3. 혈청독소반응 : 생물학적 가양성
4. 항핵항체 양성(특히 항ds-DNA 항체, 항Sm항체, LE 세포시험)
5. 저보체혈증(CH_{50}, C_3, C_4)
6. 유혈중의 면역복합체
7. 혈침치수의 항진

부정적인 소견
1. C-반응 단백 상승
   (SLE에서 C-반응 단백 상승을 보일 때는 감염 또는 장막염의 합병을 의심한다.)
2. 백혈구 증가

최근 자반증 분류기준

1. 안면홍반	안골융기부의 편평 또는 융기부의 지속성 홍반, 코 입술 주름은 변하는 경향이 있다.
2. 원판상피진	유착성, 각화성 비듬 및 융기성 홍반, 위축성 반흔을 남기는 경우가 있다.
3. 광선과민증	일사광선에 대한 이상반응에 의한 피진(각막염, 망막염 등의 증상)
4. 구강내궤양	무통증의 구강 또는 비인두궤양(의사의 관찰에 의한다.)
5. 관절염	2군데 이상의 말초관절의 비파괴성 관절염(압통, 종창 또는 관절액저장을 특징으로 한다.)

6. 장막염　장간막의 염증으로 복막염 증세를 일으킨다.
　1) 흉막염　흉부통의 확실한 과거력, 청진에 의한 마찰음의 청취 또는 늑막염의 증명
　2) 심막염　심전도 또는 마찰음에 의해 확인된 것 또는 심막액의 증명

7. 신병변(腎病變)
　1) 단백뇨　1일 0.5g 이상, 정량되어 있지 않은 경우는 3(+) 이상의 지속성 단백뇨
　2) 세포성 원주　적혈구, 헤모글로빈 과립, 尿細管性 또는 혼합성이라도 괜찮음

8. 신경학적 병변
　1) 경련발작　약제 또는 요독증, 케토어시스, 전해질불균형 등의 대사이상에 의한 것을 제외한다.
　2) 정신장애　위와 같음

9. 혈액학적 이상
　1) 용혈성 빈혈　망상(網狀) 적혈구증가를 동반한다.
　2) 백혈구감소　2회이상에 걸쳐 4,000 / ㎣ 이하
　3) 림프구감소　2회이상에 걸쳐 1,500 / ㎣ 이하
　4) 혈소판감소　10만 / ㎣ 이하, 원인약제가 없는 점

10. 면역학적 이상
　1) LE 세포양성
　2) 항ds-DNA 항체의 이상치
　3) 항Sm 항체양성　Sm 핵항원에 대한 항체의 존재
　4) 매독반응의 생물학적 가양성　적어도 6개월간의 지속. TPI FTA 시험에서 확인된 것

11. 항핵항체　형광항체법 또는 그것에 해당하는 측정법에 의한 항핵항체의 이상치. 경과중 어느 시점이라도 좋다.

※ 환자를 진찰하는 과정에서 어느 시기에라도, 어떠한 관찰간격에서도 차례차례로 또는 동시에 11개 항목 중의 어느 것도 4항목 또는 그 이상 존재한다면 자반증 환자라고 말할 수 있다.

구조의 DNA에 대한 항체라는 의미이다. 그러면 항Sm항체는 무엇일까? 이것은 핵의 가운데 있는 핵RNA와 단백질과의 복합체(ribonucleoprotein)에 대한 항체이다.

자반증의 증상을 정리하면 안면홍반, 원판상피진, 광선과민증, 구강내궤양, 관절염, 흉막염, 심막염, 단백뇨, 백혈구감소, 림프구 감소, 항ds-DNA 항체의 이상치, 항핵항체 양성, CH_{50}의 저하 등 11개 항목 가운데 4개 이상을 만족시키면 자반증으로 진단된다.

특히 항지질항체 증후군(anti-phospholipid antibody syndrome)에 대해서는 항체가 무엇을 인식하고 있는가, 어째서 혈전이 일어나는 것인가 하는 것이 해명되었다.

③ **자반증과 류마티스의 비교**　자반증은 면역병의 대표이고 가장 뚜렷한 증상을 나타내어 잘 알려진 병이지만 빈도 수는 높지 않다. 表를 보면, 발병빈도가 자반증은 0.02%이고 한편, 만성 류마티스 관절염은 2%로 약 60~80만 명이다. 발병연령과 남녀비를 보면, 어느 쪽이나 여성에게 많은 병이지만, 자반증은 압도적으로 여성에게 많고, 더구나 젊은 여성에게 많이 발병한다. 만성 류마티스 관절염은 나이가 들면 남성에게도 꽤 많이 나타나고 있지만, 여성 가운데서도 중년과 노년의 여성에게 많이 발병하는 병이다. 더욱이 자반증은 자기 항체가 주역인 병이다. 자신의 신체성분, 특히 DNA에 대한 항체가 생긴다. 항체가 생기면 항원-항체 복합체가 생겨, 그것이 신장(腎臟)에 침착해서 신장이 파괴된다. 신장이 어느 정도 침투당해 있는가 하는 것이, 자반증이 어느 정도

진행하고 있는가를 나타내고, 그 사람의 생명 예측에 관계한다.

한편, 류마티스는 T 림프구가 주역인 병이다. 따라서 신장이 침투당하는 것이 아니다. 제일 많은 합병증은 기질성 폐렴이나 쉐그렌 증후군으로 차이가 있다. 또, 검사 결과로 완전히 다른 점은, 류마티스에서는 백혈구가 늘어나고, 자반증에서는 백혈구가 감소한다. 그리고 림프구가 어느 정도 줄어 있는가 하는 것이 자반증이 활동성인지 아닌지의 지표가 된다. 그리고 C-반응 단백질(CRP)은 류마티스에서는 급성기반응이 매우 강하게 나오기 때문에 상승한다. 그러나 자반증에서는 통상은 C-반응 단백은 오르

낭창성 자반증(SLE)과 만성 류마티스 관절염(RA)의 비교

	자 반 증	류마티스 관절염
발병빈도	0.02%	0.5%
발병연령과 남녀비	여성 특히 임신 가능연령 여성에게 많다.(1:4)	30~50세 여성에게 많다. 남녀비 1:3~5
혈액검사소견	면역복합체	T 세포
백혈구	↓	↑
혈소판	↓	↑
C-반응단백	↓	↑
혈침속도	↑(-)	↑(2+)
임상증상		
관절염	非파괴(진행)성	파괴성(진행성)
홍 반	빈도 수가많다.	빈도 수가 적다.
합병증	신 장	홍막염
	중추신경계	기질성 폐렴
	장막염(漿膜炎)	관절강직

※항지질항체 증후군(antiphospholipid antibody syndrome) : SLE 등의 교원병(膠原病)을 중심으로 혈전증의 출현에 항지질항체(특히 lupus anticoagulant 와 항cardiolipin 항체)가 관여하고 있는 것이 지적되어, 이 병의 상태를 항지질항체 증후군이라 부른다.

지 않는다. 만약 CRP가 오르면 특히 감염의 합병을 생각할 필요가 있다.

보체(補體)도 급성기단백(急性期蛋白)의 일종이므로 류마티스에서는 보체가(補體價)가 오르지만 자반증에서는 내려간다. 그것은 당연한 것으로 자반증은 항원-항체 복합체가 주역인 병이므로 항DNA항체가 생겨 그것이 DNA와 결합해서 복합체를 형성한다. 항원-항체 복합체에는 보체가 붙는다. 따라서 보체가 소비되므로 혈중의 보체량은 줄어든다. 이처럼 보체가 얼만큼 줄었는지, 항DNA항체가 얼만큼 증감했는지 또는 림프구가 얼만큼 늘었는지 하는 것이 이 병의 활동도(活動度)를 아는 매우 좋은 한 가지의 기준이 된다.

진단에는 자반증세포, 항핵항체의 증명 등 전문적인 검사가 필요하다. 나형홍반(裸形紅班), 발열, 관절통, 근육통, 백혈구 감소, 단백뇨, 혈침의 고도촉진, C-반응 단백 양성, 신생검사(腎生檢査)가 필요하므로 조기에 전문의에게 상담해야 한다.

치료에는 일반기초요법, 안정, 영양 등이 필요하며, 약물요법에는 특히 스테로이드제 투여가 제일이다. 스테로이드를 투여하면 사망률은 급격히 감소하지만 장기간 투여를 해야 하는 경우가 많다. 면역억제제나 혈장 교환법(血漿交換法)도 유효하다.

조기에 진단하여 치료하지 않으면 생명을 위협하는 병이다. 그러나 전문의의 적절한 치료로 다수의 환자가 회복하여 결혼, 임신, 출산 등을 할 수 있으며 여생을 아무런 증상없이 지낼 수 있다.

(4) 경피증(硬皮症)

이 병도 처음에는 관절이나 근육에 통증이 발생하며, 관절의 움직임
도 나빠지므로 대개는 류마티스 관절염과 혼돈하기 쉬운 병이다. 또, 주
로 30~40세의 주부에게 많이 발생하는 병이다. 고치기 힘든 종창이
생기거나 손가락이 차가워지는 레이노 현상이 있다. 머리카락이 빠지며
손등이 부어 있는 경우가 많다. 미열이 지속되거나 관절의 여기저기가
아프고 근육이 부으며, 대체적으로 손가락부터 피부가 굳어져 손가락을
세게 쥐면 통증이 오므로 움직일 수 없게 된다. 이어서 피부가 굳어지
고 이마, 가슴, 등, 어깨, 아랫배 등으로 확산되어 얼굴표정이 없어지고
얼굴에 탈을 쓴 것처럼 된다. 이 병에는 내장이 손상되는 전신형과 피
부만 손상되는 피부형이 있다. 전신형의 경우는 예후가 좋지 않다. 폐나
소화기, 심장 등도 손상되어 심근경색을 일으키거나 신장이 손상되어
요독증이 되거나 폐에 감염되어 사망하는 예도 있다. 진단으로서는 특
별한 검사방법이 없다. 주로 임상 진단인데, 피부 조직검사도 필요하다.

치료방법은 약물인 경우에는 부신피질 호르몬제와 최근에 나온 페니
실라민D제가 사용되는데, 모두 부작용을 주의해야 한다. 온열요법이나
마사지 등도 피부가 굳어지는 것을 방지하는 효과가 있다.

(5) 난치병 중에서 관절통이 있는 것

치료하기 어려운 병, 원인도 치료법도 모르는 병, 그리고 고쳐져도 중
대한 신체장애를 남기는 병이 있다. 그 중에는 발병초기에 류마티스 관
절염과 유사한 관절증상이 있어 전문의도 류마티스 관절염과의 감별진

단에 고심하는 것이 있다. 앞서 진술한 낭창성 자반증이나 경피증의 경우도 마찬가지이며, 이 밖에도 여러 가지가 있다. 이들의 대부분은 자가면역질환으로 추정되는 것이 많으며, 따라서 그 방면의 연구가 진행되면 병의 종류가 더욱 증가할지도 모른다. 병의 예후가 좋지 않으며, 문자 그대로 난치병이라고 하는 이러한 질환들은 스테로이드제 또는 면역억제제의 사용에 의하여 경감되는 경우가 많아졌다. 여기서는 몇 가지 병을 소개하겠다.

① **결절성 동맥 주위염(結節性動脈周圍炎 : PN) :** 전신의 동맥, 특히 심장, 뇌신경, 위장 등의 동맥이 손상되어 동맥을 따라 결절이 나타난다. 진단이 어려우며 중증이 많으며, 흔치는 않으며 남성에게 많은 병이다.

② **피부근염(皮膚筋炎) :** 피부에 부종성의 반점이 얼굴이나 가슴, 손발의 관절 배면(背面)에 나오며 근육통, 관절통, 목이나 얼굴, 인두(因頭)의 근력저하와 근육위축 등이 나타난다. 경과도 다양하여 종양과도 관계가 있다. 여성에게 많으며 스테로이드제를 사용하면 된다.

③ **교본병(橋本病) :** 갑상선이 붓고 손발에 관절통이 있으며 발열은 적다. 갑상선의 자기항원에 의한 것으로 갑상선의 치료도 해야 한다. 갑상선이 붓는 병은 여성에게 많으며, 남성에 비하여 20배에 이른다. 류마티스 관절염에 갑상선 부종이 합병되는 경우도 있는데 교본병에서는 류마티스 반응은 음성이다.(橋本病이란 이 병을 연구한 교본 규슈대학 교수의 이름에서 따온 병명)

④ **베체트씨 병** : 입의 점막이나 눈꺼풀, 눈, 외음부에 눈꺼풀과 같은 문드러짐이 나왔다가 없어지곤 한다. 사소한 일로 통증이 생기거나 고름 등이 생긴다. 동시에 미열과 관절통이 있으며 신경이나 위장에 나타나는 경우도 있으며 눈에 오면 실명할 위험도 있다. 20~30대에 일어날 가능성이 많으며 또 남성에게 많다.(베체트는 터키의 교수 이름)

⑤ **대동맥염 증후군** : 양손의 맥을 짚을 수 없는 병이다. 이 병은 서서히 발생하는 병으로 어지러움증, 시력장애, 양손의 저림, 힘의 감소 등이 류마티스 초기증세와 유사하여 혈침이나 혈청에도 같은 결과가 나온다. 단, 류마티스 반응은 나오지 않는다. 젊은 여성이 90%이다.

⑥ **특발성 혈소판 감소성 자반병(ITP)** : 소아에게는 급성으로 나타나는 경우가 많은데, 성인에게는 만성으로 나타난다. 피부나 점막에 점과 같은 출혈 반점이 보인다. 치아나 코에서 출혈하거나 여성에게는 월경과다가 있으며, 관절통이나 미열을 수반하는 경우가 많다. 혈액중의 혈소판을 검사해야 하며, 다른 출혈성 질환과 구별해야 한다. 20~40대의 여성에게 많다.

⑦ **궤양성 대장염(살코이도시스)** : 이 병도 관절통을 나타내는 경우가 있으며 류마티스 관절염의 진단기준으로 취급한다. 남녀 모두 20대 또는 중년층에 흔히 보인다. 궤양성 대장염은 20~40대의 남녀에게 흔히 나타난다.

⑧ **결절성 홍반(結節性紅斑)** : 젊은 사람에게 많으며 주로 양측 하퇴부

에 가볍게 부어오른 큰 반점이 생기며 누르면 딱딱하고 아프며 관절통, 발열이 있고 의사의 치료가 반드시 필요한 병이다.

⑨ **류마티스 근염(筋炎)** : 류마티스 근염이라는 병명은 최근에는 거의 사용되지 않고 있으며 대신 결체조직염이라는 병명으로 근육계의 결체조직에 류마티스성 병이나 변형이 있는 경우를 말한다. 허리, 둔부, 어깨, 머리, 대뇌, 슬관절, 족관절 등 비교적 큰 근육에 통증이 있으며 잘 보면 그 근육 내에 동통이 있는 장소와 일치하여 결절이 보이며 관절에는 변화가 없다.

일반 상태는 좋으며 미열은 있지만 적혈구 혈침 속도는 정상이며, 젊은 남녀에게 흔히 나타나는 것이 특징이다. 그러나 류마티스 인자는 음성이다.

원인이 불투명한 경우가 많으며, 유발인자로 추정되는 것으로는 전신의 감염 요소가 되는 부위가 있는 듯하다. 즉 감염증, 약물중독, 무리한 자세, 직업병에도 나타난다. 심신증, 소위 말하는 심인성(心因性) 류마티스도 이러한 형태로 나타난다.

이 병의 예후는 좋지만 장기간 걸린다. 치료에는 원인 또는 유인을 살펴 그것을 제거하는 것이 중요하다. 몸을 차게 하지 않을 것, 목욕요법 등의 온열요법은 매우 효과적이다. 안정보다는 오히려 운동을 하는 것이 좋다. 그러나 수면은 충분히 취해야 한다. 약은 아스피린과 부신피질 호르몬이 자주 사용되며 또 효과도 좋다. 스테로이드제는 사용하지 않는 것이 좋다. 근육이완제, 신경안정제 또는 조정제도 보조적으로 사용한다. 심인성(心因性) 류마티스는 각종 치료에 방해요소가 되므로 원인을 추적하여 조기에 해결하는 것이 가장 중요하다.

이 범주에 들어가는 질병으로는 다음과 같은 것들이 있다. 오십견(어깨관절 주위염), 견증후군, 요추염, 건초염(腱草炎), 아킬레스건염, 말초신경염이다.

이것들은 모두 손발에서 시작되어 운동시에 동통을 나타내며, 류마티스성 관절염 초기에 나타나는 증상과 비슷하여 감별진단이 어려운 경향이 있다. 또 이들 결체조직염을 전초증상으로 하여 류마티스 관절염이 이어 발병하는 경우도 있으므로 경과를 잘 관찰해야 한다.

(6) 통풍(痛風 : Gout)

주로 비만한 중년 남성에서 육류, 어류, 알코올(음주)을 즐기는 사람에게 많으며 가끔 젊은 남성이나 여성에게도 나타나며, 남녀비는 5 : 1이다. 우리나라 사람에게는 최근까지도 그리 많지 않았으나, 최근 식생활의 서구화와 더불어 증가하기 시작하여 현재까지 3만 명의 환자가 발생되었다고 추정한다.

증상은 발등과 엄지발가락이 이어지는 부분이나 다른 발가락에 갑자기 통증이 나타나 순간적으로 빨갛게 부어오르고 열이 나며, 통증이 엄청나며 전신발열 등을 수반하는 경우도 있다. 1주일이나 10일 정도로 치료가 되며 거의 완치가 된다. 그러나 이러한 발작을 반복하면 발의 내·외과부, 슬관절, 발꿈치 등의 피하에 결절이 생기거나 발가락이 변형된다. 결절은 요산의 침착에 의한 것으로 적절한 치료를 하지 않으면 뼈까지 파괴되어 보행이 곤란해진다. 발작이 없어도 무풍성 관절염이 일어나 만성상태가 되며 류마티스 관절염과 구분이 어렵게 된다. 치료가 불충분하면 동맥경화증을 일으켜 고혈압증이 되거나, 신장이 손상되어 요독증(尿毒症)이 될 수 있다. 또한 심장이 손상되어 심근경색으로 사망하는 경우도 있다.

원인은 체내에서 요산(尿酸)이 생성되는데, 주로 음식물로서 섭취한 단백질의 일종으로 프린체가 분해되어 최종적으로 요산이 되어 신장으로 배출된다. 그런데 체내 요산의 생산이 과해지거나, 프린체가 많은 식품을 다량으로 섭취하거나 또는 요산 배출이 장애를 받으면 체내에 요산이 많아져 관절이나 그 주위에 침착한다. 통풍(痛風)발작은 혈중요산 농도의 변동에 따라 일어난다. 즉 통풍은 수족이나 관절만의 병이 아니라 요산 대사장애이며, 유전적 관계가 농후하다.

진단에는 통증의 발작, 피하결절, X선 검사, 혈액중의 요산량 측정(남성 정상 7.0mg / dl, 여성 6.5mg / dl 이하), 식생활 등을 조사하여야 한다. 남성인 경우에 연령도 변수가 될 수 있다.

치료에서 식사요법은 옛날보다 엄격하지는 않지만, 프린체가 많은 고기, 내장, 작은 생선류는 제한한다. 폭음 폭식은 당연히 금물이다. 흡연도 삼가야 한다.

약은 통풍발작에는 예전에는 사프란에서 채취한 콜키신이 특효약이고, 또 콜키신이 얼마큼 잘 듣는가를 진단기준으로 삼았다. 요산 배설작용이 있는 것은 베네시트, 언트란, 알로프리놀, 브타 조리딘, 인다메타신, 부르펜 등으로 발작을 억제시키며, 평상시에도 사용한다. 요산의 과잉생산을 억제하는 알로프리놀이나 자이로릭은 발작시보다는 상용제로 복용한다. 부신피질 호르몬제를 사용하면 발작시의 동통에는 효과적이지만, 오히려 다음 발작을 준비하는 역할을 하므로 지속적인 사용은 삼가야 한다.

감별진단 요약표

	만성 류마티스 관 절 염	전 신 성 낭창성 자반증	류마티스성 다발근육염	건 선 성 다발근육염	퇴 행 성 관 절 염
남 / 여	1/4	1/10	1/2	1/1	1/1
발병연령	20~40	10~30	60이전	10~40	50세 이후
발병관절	모든 활막관절 대칭성 다발성	PIP 슬관절 이동성	견관절 대칭성	DIP, 선장골 (仙腸) 비대칭 성 소수관정	PIP, 슬관절 비대칭성 소수관절
관 절 의 증 상	발열, 권태 피하결절	발열, 홍반 신장장애	발열 체중감소 근육통	건선증 (乾癬症) 조건선증 (爪乾癬症)	없음
검사소견	류마토이드 인자 CRP 혈침(血沈)	항핵항체 혈침 단백뇨(尿)	혈침 CRP	혈침 고뇨산 (高尿酸)	없음

＊PIP : 근위지 관절, DIP : 원위지 관절, CRP : 염증이 있을 때 혈철 속에서 나오는 단백질.

제5장

류마티스성 관절염의 치료

1. 치료의 개요

류마티스성 관절염은 관절을 파괴시키는 염증성 질환이다. 한 관절에 발병되면 2차적으로 다른 관절의 이상을 초래한다. 치료의 목적은 염증과정을 최소화시켜 관절운동 범위를 유지하고, 관절을 유지하는 근력을 지탱케 하며, 이차적인 관절강직이나 기형을 예방하는 것이다. 특히 전신적인 결손, 특히 빈혈을 교정해야 하며, 향후 나타날 수 있는 기형을 예상하여 적절한 치료로 예방해야 한다. 치료방법을 병의 시기와 정도, 연령에 따라 나누어보면 첫째, 보존적 요법이고, 둘째가 약물요법, 셋째가 물리요법을 병행한 방법이 있으며, 넷째가 외과적 방법이다. 물론 이와 같은 방법이 꼭 순서적으로 이루어지는 것도 아니고 한 가지만 사용되는 것도 아니다. 병의 상태를 파악하는 것과 치료법을 선택하는 것은 의사의 능력이라고 믿어진다. 마지막으로 사용하는 수술적 방법은 기형을 교정하고 통증을 없애며 안정성을 유지하기 위해서다.

2. 보존적 요법

① **휴식** : 완전한 침상가료가 필요.
② **원인 제거** : 치과적 감염, 편도선염, 부비동 감염 등의 원인이 되는 염증장소를 제거.
③ **영양공급** : 높은 칼로리와 높은 비타민식이 필요.

④ **수혈** : 치료 과정중 빈혈이 있을 경우는 전 기간에 걸쳐 필요.

⑤ **호르몬제** : 뼈의 동화작용을 위해 에스트로겐이나 안드로겐 필요.

⑥ **희석된 염산염** : 빈혈을 유발시키는 무위산성 빈혈 치료에 사용.

⑦ **보조기** : 이환된 조직을 부목으로 고정하여 통증을 감소케 하며 염증을 쉽게 완화시킨다. 특히 이 때는 이환된 관절의 긴장도가 적은 상태로 유지해야 되며, 수시로 물리치료 등의 방법으로 근력 저하 등도 방지해야 한다.

3. 약물적 치료

(1) 병을 아는 것이 치료의 기본

치료에 있어서 가장 기본적인 것은 류마티스 관절염이 어떤 병인가를 환자 자신이 잘 알고 있어야 한다는 것이다.

이 관절염은 흔히 발생하는 병이므로 우리 주변에서 환자를 흔히 발견할 수 있지만, 그럼에도 진단이 정확히 되지 않고 있는 병이다. 예를 들면 류마티스 관절염은 절대 치료되지 않는 병이라고 비관적으로 생각하는 사람이 있는가 하면 너무 쉽게 생각하여 증상이 진정되고 편해지면 병원에 오지 않는 사람이 많이 있다.

류마티스 관절염뿐만 아니라 모든 병에 공통되는 말이지만 환자 스스로가 치료에 적극적으로 참여하는 것이 치료효과에 가장 큰 영향을 미치게 된다. 류마티스 관절염에는 확실한 특효약이나 절대적으로 치료되는 약도 없지만 현재는 병의 진행을 상당히 억제할 수 있게 되었다. 그러므로 류마티스 관절염이 되었다고 해서 반드시 누워서 여생을 보내야만 하는 것은 아니고, 낫지 않는 병도 아니다.

또 류마티스 관절염은 대개 증상이 심해질 때와 가벼워질 때가 반복된다. 따라서 증상이 가벼워졌다고 병원에 가지 않는 것은 치료를 포기하는 것이다. 의사에게 경과를 정기적으로 진단받는 것이 중요하다.

(2) 관절운동

류마티스 관절염의 가장 괴로운 점은 아무래도 관절 통증이다. 이 통증은 몸을 움직이면 더욱 심하게 된다. 그러나 움직이지 않고 있으면 관절이 굳어지거나 근육이 약해져 더욱 움직일 수 없게 된다. 아픈 것을 참고 몸을 움직이는 것이 여생을 누워 지내지 않기 위한 조건이다.

류마티스 관절염이라는 병을 잘 알고 있으면 괴로운 물리요법도 잘 참아낼 수 있을 것이다. 통증에 지지 않는다는 굳은 결심으로 치료를 계속해 나가야 할 것이다. 류마티스 관절염이 어떤 병인가 하는 것은 사실은 환자뿐만 아니라 가족이나 경우에 따라서는 직장 동료 여러분도 잘 알고 있어야 한다. 류마티스 관절염이라고 진단되면 환자 여러분들 중에는 정신적 쇼크를 받아 우울증에 빠지는 경우가 많이 있다. 이럴 때는 주위의 사람들이 도와 주고 협조를 해야 한다.

직장 상사나 동료들은 염증이 심할 때나 통원 때문에 병가(病暇)나 휴직하는 것을 잘 이해하여야 한다. 그리고 「병이 낫는다는 신념을 가져라」는 격려의 말 한마디를 해 주어야 한다. 그것이 현실적으로 불가능한 일은 아니므로 상호간의 노력이 병을 치료할 수 있는 것이다.

(3) 치료의 목적

류마티스 관절염의 치료에는 약에 의한 약물요법, 수술 등에 의한 정형외과적 요법, 물리요법의 3가지가 있다. 어느 방법이나 복합적으로 병행할 수 있다. 치료 목적은 증상을 완화시키고 고통을 제거하여 일상생활을 할 수 있도록 하는 것과 진행을 억제시키는 것이다.

더욱이 이들 3가지 방법은 각각 특유의 목적이 있다. 약물요법은 약을 사용해서 염증을 가볍게 하여 병의 진행을 억제한다는 것, 정형외과적 요법은 고통을 제거하며 변형되기 시작하는 관절을 수술로써 재건하는 것이다. 또 물리요법의 목적은 관절의 기능을 유지하여 그것을 개선함과 동시에 일상생활에 적응할 수 있도록 치료하는 것이다.

(4) 사용하는 약의 종류

류마티스 관절염은 오랜 기간에 걸쳐 치료해야 하는 병이므로 통원치료하는 경우와 단기간 입원하는 경우가 있다. 대부분의 사람은 통원치료를 하게 된다. 즉 치료의 중점은 초기에는 약에 의한 치료라 할 수 있다. 류마티스에 사용하는 약물을 종류에 따라 분류하면 아래와 같다.

① 항염(증) 소염제	┌ 비스테로이드 항염(증) 소염제 └ 부신피질 호르몬제
② 면역요법제	┌ 면역조절제 └ 면역억제제

류마티스 관절염에서 사용하는 약에는 크게 나누어 염증을 억제하여 통증을 가볍게 하는 항염소염제와 면역의 이상을 개선하여 진행을 억제하는 항류마티스약(면역요법제)의 2가지 종류가 있다. 더욱이 항염소염제에는 비스테로이드계 항염소염제와 부신피질 호르몬계 항염증제의 2가지 종류가 있고 항류마티스약에도 면역억제제와 면역조정제의 2가지 종류가 있다. 이들 약을 증상에 맞추어 분류 사용하는 것이 좋다. 이들 약제 중에서 약(弱)하고 부작용이 적은 것으로 병용하여 사용할 수 있도록 처방하는 것은 그 의사의 능력인 것이다.

통원치료는 대개 한 달에 3~4회 정도이고 약은 필요한 분량만큼씩 병원에서 제공한다. 이 때 약을 받기만 하는 것이 아니라 사용하고 있는 약이 효과가 있는지 어떤지, 또는 약의 부작용이 나오고 있는지 등을 진찰하기 위해서도 통원할 필요가 있다. 간기능이나 신장기능 등 내장에 부작용이 나오는지를 조사하기 위하여 적어도 1~2개월에 한 번 정도 소변검사나 혈액검사를 실시해야 한다.

대부분의 부작용은 약을 중단하면 없어지는데 부작용이 대수롭지 않고 약의 효과가 좋은 경우에는 부작용을 억제하는 약을 같이 복용하면서 계속해서 복용하는 경우도 있다. 효과와 부작용의 밸런스를 잘 살피면서 적절한 판단을 하는 것이 류마티스 전문의의 능력인 것이다.

비부신피질 호르몬 항염증제도 함께 사용하는 일이 많은 약이다. 이전에는 한번에 몇 종류씩을 동시에 사용한 다제병용요법(多劑倂用療法)도 있었지만, 최근에는 필요 이상으로 사용하면 위궤양, 신기능부전 등의 부작용이 초래되므로 이전보다는 신중하게 사용하고 있다.

이들 항류마티스제를 소염제나 질환호전성 항류마티스제(Disease modifying Anti-rheumatic drug / DMARD)라 하고, 비스테로이드성 항염소염제를 NSAIDs(Non-steroidal anti-inflammatory drugs)라고 한다.

(5) 류마티스의 약제

항염소염제(NSAIDs)	항류마티스제(DMARD)
Ⅰ. 비스테로이드성소염진통제	Ⅰ. 면역조절제
(NSAIDs)	1) 金製劑 근육주사 : 시오졸
아스피린, 볼타렌, 펠덴,	내복약 : 리도라
록소닌, 인다신	2) 페니실라민 : 메탈카프타제
Ⅱ. 스테로이드제제	3) 부시라민 : 리마틸
(부신피질호르몬)	4) 사라조피린
프레드닌, 덱사메타손,	5) 칼페닐
오라덱손	Ⅱ. 면역억제제
Ⅲ. 관절주사제	1) 메토트랙세이트
오라덱손, 덱사메타손,	2) 엔독산
데포메드롤, 트리암시놀론	3) 임 란
	4) 브레디닌

① **비스테로이드계 항염소염제(NSAIDs)** 비부신피질 호르몬계 항염소염제는 류마티스 관절염 증상이 나타나는 초기부터 사용되는 약이다. 환자의 고통과 부종을 없애는 것이 목적이며 부작용이 비교적 적기 때문에 기초적 치료법으로서 계속해서 사용되는 경우가 많으며 가장 많이 쓰이는 약이기도 하다. 부작용이 적다고 해도 전혀 없는 것은 아니고 위의 점막을 자극하여 위통이 생기거나

식욕부진, 메스꺼움 등이 생기는 경우도 있다. 원래 장이 약한 사람이나 위장에 장애가 생겼을 때는 장에서 녹는 종류의 약이나 위를 자극하지 않는 약을 사용하여야 하며 또는 좌약(坐藥)으로 사용하거나 제산제(制酸劑)를 함께 복용한다. 그 밖에도 간기능이나 신장기능에 장애가 생기는 경우도 있는데 이것은 혈액검사로 조사를 한다.

비부신피질 호르몬의 항염소염제는 여러 가지 종류가 있지만, 그 중 대표적인 약은 아스피린, 인다메타신, 디크로페낙 등이다. 이것

비스테로이드성 항염증제의 종류와 특징

약 품 명	항염소염제	진 통 작 용	항류마티스 작 용	부작용 의빈도	부 작 용
로날, 리비우스, 아스피린	사리틸산계	중간	대량에선 강하다	많다	위장자애, 이명, 간장애, 로날, 리비우스, 아스피린
폰 탈	페남산계	강함	약함	적다	위장장애 발진
부르펜, 낙산에프, 루버펜, 미날펜, 류마프로펜, 록소닌, 신노팔	프로피온산계	중간	중간	적다	위장장애 안정성은 높음
볼타렌	페닐초산계	강함	강함	중간	위장장애 안정성은 높음
인디신, 인테반	인돌초산계	강함	강함	많다	두통, 현기증, 소화성 궤양, 위장장애
노발신	피라조론계	강함	강함	많다	부종, 발진, 위장, 간장애, 조혈기 장애
펠덴, 피녹시캄	옥시컴계	강함	강함	중간	위장장애, 부종 안정성은 높음

들을 증상, 연령, 체질, 생활조건 등에 따라 나누어 사용한다. 예를 들면 일을 하는 사람은 1일 3회 복용하는 약보다는 1일 1회 복용하는 장시간 지속형의 약이 직장인에게 사용하기에 편리하다. 현재 쓰이고 있는 비부신피질 호르몬성 항염소염제는 매우 종류가 많고, 주요한 작용은 염증을 일으키는 프로스타글란딘이라는 물질이 체내에 만들어지는 것을 억제하는 것이다.

약의 효과와 부작용의 점에서 비부신피질 호르몬성 항염소염제를 크게 두 가지군으로 나눌 수가 있다. 하나는 효과는 강하지 않지만 부작용도 그다지 없는 것들과, 또 하나는 강력한 효과는 있지만 부작용의 빈도도 높은 것들이다.

기본적으로는 몸 속에서 프로스타글란딘이 만들어지는 것을 억제하는 것으로, 본래 프로스타글란딘이 가지는 활동성과 그것이 만들어지지 않음으로 나타나는 항염소염제의 부작용을 표로 나타내 보겠다.

프로스타글란딘의 활동과 항염소염제(NSAIDs)의 부작용

장 기	프로스타글란딘의 활동	항염소염제의 부작용
위	위산분비억제 위점액분비억제 위점막혈류증가	명치의 통증 식욕저하 위염, 위궤양
혈 액	혈소판응집	혈소판감소, 출혈경향
신 장	신혈관확장에 의한 신혈류증가 혈압하강, 이뇨작용	단백뇨, 부종 고혈압
신경계	뇌혈관확장 발열	두통, 현기증 보온저하
기관지	기관지 확장	천식유발

이처럼 약제에 따라 여러 가지 특징이 있고, 그 부작용의 모습도 개인차가 있지만, 위가 약한 사람과 위궤양, 십이지장궤양이 초래된 적이 있는 사람은 위궤양 방지를 위한 위장약을 병용하도록 한다.

또 위를 경유하지 않는 좌약도 위궤양이 생기는 경우가 있으므로 주의하기 바란다.

위(胃)를 보호하기 위한 항염소염제의 복용방법은,

　㉮ 식사 직후에 복용한다.

　㉯ 공복시에는 음식물을 조금 먹고 나서 복용한다.

　㉰ 위에서 녹지 않고, 장에서 녹는 장용제(腸溶劑)를 쓴다.

　㉱ 위약과 함께 복용한다.

　㉲ 알코올과 함께 복용하지 않는다.

　㉳ 체내에서 작용하는 프로드락을 병용한다.

　㉴ 좌약, 연고, 습포제를 쓰도록 한다.

② **부신피질 호르몬제의 사용**　부신피질 호르몬제는 신장에서 분비되고 있는 부신피질 호르몬과 같은 생리작용을 하는 약이다.

비부신피질 호르몬계의 항염소염제로 염증을 억제하지 못하는 경우에 사용되며 항류마티스제의 효과가 나오는 단계에서 양이나 횟수를 줄여 최종적으로는 사용하지 않는 방향으로 복용하는 약이다.

부신피질 호르몬제는 염증을 억제하는 작용이 매우 강하지만 일정량 이상을 장기간 복용하면 부작용이 생기기 때문에 신중하게 사용한다.

잘 사용하면 그것만큼 잘 듣는 약은 없으며 통증이 가벼워지고 일상생활도 편해진다. 자주 사용하는 것은 프레드니솔론이다.

부신피질 호르몬제만으로 관절의 통증을 완전히 없애려고 하면 과다복용하게 된다. 보통 하루에 프레드니솔론 15mg 이하로 대부분의 통증이 가벼워진다.

부작용이 생기지 않도록 이처럼 최소량을 사용하거나 이틀 간격으로 사용하거나 관절주사로 치료하는 등 여러 가지 방법이 연구되고 있다.

류마티스 전문의가 자신있게 부신피질 호르몬제를 처방하는 경우에는 선입견을 갖지 말고 복용하는 것이 좋다.

부신피질 호르몬을 류마티스에 투여해서 획기적인 효과가 있었으므로 부신피질 호르몬의 연구는 비약적 진보를 이루어 그 경험으로부터 출발해서 학문이 진보한 것이다.

부신피질 호르몬은 다른 항류마티스제를 사용하여 효과가 없을 때, 더구나 여러 가지 전신증상이 매우 강하여 사회적 적응을 해나갈 수 없다든가, 전신성 혈관염이 일어났다든가 또는 장막염, 심막염, 흉막염이 일어났을 때 사용한다.

만성 류마티스 관절에 있어서 부신피질 호르몬제 요법의 적용을 설명하면 다음과 같다.

㉮ 전신증상(발열, 체중감소)을 동반한 심한 관절염을 가지는 제1선택약의 무효예 : 프레드니손(PSL) 5~15mg/일.

㉯ 사회적 적응 — 직업(실직), 가사(이혼) 등 사회나 가정 생활이 파종하는 위험이 높은 병례 : 프레드니손 5~15mg/일.

㉰ 전신성 혈관염을 나타내는 병례 — 급성 복증(소화관출혈), 다발성 단신경염, 사지말단 괴사 등 : 프레드니손 30mg/일.

㉱ 장막염(심외막염, 흉막염), 하퇴(下腿)궤양 : 프레드니손 15~30mg/일 이상.

㉲ 소아기(小兒期) 류마티스 관절, Felty 증후군 : 프레드니손 15~30mg/일.

㉳ 스테로이드 복용환자의 수술과 소위 스트레스 부하시 : 프레드니손 30mg/일 이상.

③ 부신피질 호르몬제의 적응 부신피질 호르몬제에 의한 부작용으로는 얼굴이 둥글어지는 만월양안모(滿月樣顏貌 : moon face), 황소 목처럼 목이 굵어지는 버펄로경(頸)증상, 뼈가 약해지는 골다공증, 그 밖에도 체중증가, 생리불순, 불면, 정서불안, 감염증에 잘 걸리

부신피질 호르몬제의 사용 적응증

---

1. 꼭 사용해야 하는 경우
  ① 전신성 혈관염을 동반할 때
  ② 중증의 관절외증상이 있을 때
  ③ 부신피질 호르몬제 복용중인 환자의 수술시
  ④ 다른 교원병과 합병된 사람

---

2. 사용하는 쪽이 좋은 경우
  ① 전신증상을 동반하는 경우의 환자에서 항류마티스제나 비부신피질 호르몬성 항염증제가 듣지 않을 때
  ② 항류마티스제가 듣기까지의 사이, 비부신피질 호르몬성 항염소염제로는 사회생활을 할 수 없을 때
  ③ 사회적으로 중요한 일을 할 때나 꼭 사용해야 한다고 판단이 될 때

는 경우 등이 있다.

이처럼 부작용이 매우 다양하므로 의사는 큰 부작용이 생기지 않게 진찰·처방하게 된다.

환자들도 불안할 때는 지체 없이 의사에게 질문하여 자세한 얘기를 듣기 바란다.

또한 부신피질 호르몬제는 매우 강력한 항염증작용과 면역억제작용을 하지만 원인요법은 아니다.

복용에 대해서는 반드시 주치의의 지시에 따르도록 하고, 자기멋대로 중지하거나 줄이거나 하는 일은 절대로 하지 않도록 한다.

현재 시중에서 부신피질 호르몬제가 상품으로 판매되는 제품을 소개하면 아래와 같다.

대표적인 부신피질 호르몬제

일 반 명	상 품 명	용량(mg)	대응량
프레드니솔론	프레드니솔론(정), 프레드니손	15mg/일	5mg
메 틸 프레드니솔론	데포메드롤(주사) 솔루메드롤(주사)	40mg/회	4mg
덱사메타손	덱사메타손(정)	1.75mg/일	0.5mg
베타메타손	베타메타손, 인산나트륨(정)	15mg/일	2~4mg

※ 대응량 : 프레드닌 5mg과 같은 효력을 나타내는 양

부신피질 호르몬제의 부작용은 많지만 그것을 알고 사용하면, 부신피질 호르몬제 그 자체는 류마티스에 있어서는 좋은 약이라고 생각한다.

부신피질 호르몬제의 부작용

부 작 용	자 각 증 상	검 사 소 견
위, 십이지장궤양	복통, 검은 변(혈변)	혈변, 위내시경검사
감염증유발 및 악화	발열, 동통	백혈구 증가, 염증악화
당뇨병유발 및 악화	갈증, 다음, 다식, 다뇨	혈당치상승, 요당양성
정신장애	불면, 흥분	골밀도검사
골다공증	관절통, 골절	X선상의 골투과성항진
혈압상승	어깨굳음, 현기증	혈압상승, 동맥경화악화
신부전	쉽게 피곤함	부신호르몬 저하
백내장	눈알의 흰 부유물	안압증가
無血性 골괴사	골반관절통	X선 양성
근력저하	힘빠짐	근전도검사 요함

위와 같은 부작용이 있을 때는 즉시 사용을 중지하거나 신중히 사용하여야 한다.

부신피질 호르몬제의 처방금기 사항

① 여드름
② 식욕항진, 체중증가
③ 보름달 같은 얼굴형(moon face)
④ 부종(수족 안면의 부종)
⑤ 월경이상
⑥ 다모증(多毛症)
⑦ 백혈구증가
⑧ 다뇨, 진땀, 화끈거림

위와 같은 부작용이 있을 때는 경과를 보면서 신중히 투여하거나 양을 줄여서 사용한다.

④ **step-down bridge 치료계획** 최근의 치료 방식은 골막에 증식성 염증이 일어나 거기에 침투해오는 백혈구나 대식세포가 뼈를 녹이

는 물질을 만들어, 연골이 파괴되고 관절이 강직되는 과정으로 류마티스는 진행되는 것이라고 생각한다. 제일 최초의 염증이 일어난 단계에서 정지시키려는 치료가 필요한 것이다. 처음부터 강력하게 치료하려고 하는 것으로 step-down bridge 치료계획이 행하여진다. 먼저 비부신피질 호르몬계 소염진통제 또는 소량의 부신피질 호르몬을 1~2개월간 사용해 가고, 그래도 안 되는 경우에는 메토트랙세이트나 금제제(金製劑)를 시작으로 하는 강한 항류마티스제의 다제병용요법(多劑倂用療法)으로 바꾸는 것이다. 즉, 처음부터 강한 항류마티스제를 초기부터 사용하려고 하는 것이 현재 치료법의 하나의 추세이다.

⑤ **관절주사**　부신피질 호르몬제의 관절주사는 한정된 관절에 심한 염증이 생겼을 때에 적용한다. 이 주사의 효과는 확실하고, 진통·소염효과가 빨리 나타난다. 그 때문에 일상생활이 곤란한 환자와, 일부의 관절이 통증 때문에 행동이 제한될 때 사용한다. 그러나 너무 자주하면 전신적인 영향도 무시할 수 없으므로 의사의 지시에 따르도록 한다. 부작용 중에서 가장 주의해야 할 것은 감염으로, 주사 후 그 관절의 통증이나 부종이 심해질 수 있다. 만약 그런 의심이 생기면 바로 의사에게 처방을 받아야 한다.

가끔 환자가 필자에게 "뼈주사를 맞으면 뼈가 녹는다고 맞지 말라고 했는데요?"라고 질문을 한다. 그것은 의사가 걱정할 일이지 환자가 걱정할 일이 아니다.

관절내 주사방법은 주사를 실시하고자 하는 부위를 베타딘과 알

주요한 관절내 주사용 부신피질 호르몬제

일 반 명	상 품 명	농 도
트리암시론 아세테이트	트리암시놀론	100mg/ml
초산 메틸프레드니솔론	데포메드롤	40mg/ml
초산 하이드로코티손	솔루코데프	25mg/ml
디나트륨 인산 덱사메타손	덱사메타손	5mg/ml

코올로 잘 소독을 한 후에 실시해야 하며,

   ㉮ 한번에 합계가 25~30mg 이내, 한번에 1~2관절 이내에 주사를 실시한다.

   ㉯ 주사 간격은 일주간에 1회씩 실시한다.

   ㉰ 주사 간격과 1회량을 지키면 6회를 사용하고 3개월간 주사를 중지하였다가 재차 실시한다.

⑥ **면역조절제** 면역억제제가 면역 전체에 작용하는 것에 비하여 면역조절제는 면역이상이 발생한 곳에만 작용하는 좁은 의미에서의 항류마티스제이다. 실제로 반드시 목적대로 된다는 법은 없지만 최근에 류마티스 관절염의 진행을 억제하는 정도가 확실시된 것은 이 약의 사용법이 확립되었기 때문이다. 단 면역조절제는 처음 사용부터 효과를 발휘할 때까지 한달에서 한달반 정도 걸리게 된다. 그러므로 당분간은 항염소염제나 부신피질 호르몬제와 함께 복용하게 된다.

대표적인 면역조절제로는 금(金)티오사과산 나트륨과 일반적인 모든 금제제(金製劑)가 포함된다. 이 약은 근육에 주사하는 방식으로 사용되는데 금의 화합물이 들어간 액체며 금이라고 해서

반짝반짝 빛나는 것은 아니다. 소량으로 시작하여 효과가 있을 때 그 양이나 그것보다 조금 적은 양을 계속해서 사용하는 유지요법으로 바꾼다. 양을 늘려도 효과가 없을 때는 페니실라민 등으로 바꾸어 사용하는 경우가 있다. 페니실라민은 내복약이다.

면역조절제도 부작용이 생기기 쉬운 약이다. 약의 종류에 따라 부작용은 달라지는데 공통적인 증상은 다음과 같은 것이 있다. 우선 약을 사용하기 시작하여 조기에 나오는 부작용으로 발진(發疹)이 있다. 피부가 붉어지고 가려움증이 생긴다. 모발이 빠지는 경우도 있다. 사용하는 기간에 상관없이 신장기능에 장애가 생기는 경우가 있다. 이 때는 단백뇨나 전신부종 증상이 나타난다. 양은 적지만 혈소판이나 백혈구가 감소하는 경우도 있다. 금제제는 효과가 나타나기 시작했을 때 미만성기질성(彌滿性間質性) 폐렴이라는 중증 폐렴으로 되는 예가 있다. 페니실라민은 조기부터 미각장애가 발생하기 쉬우며 전신성 낭창성 자반증 등의 자가면역질환을 유발하는 경우도 있다. 이와 같은 부작용을 빨리 발견하기 위하여 치료중에 소변검사나 혈액검사 이외에 X선 촬영도 정기적으로 실행해야 한다. 이러한 부작용이 없거나 부작용의 발생을 조심하면 비교적 장기간 사용할 수 있는 약제다.

ⓐ 금제제(金製劑)

금제제는 현재 사용되고 있는 치료약 중에서 가장 효과 있는 약의 하나로, 류마티스의 자연경로를 바꿀 수가 있는 약이라고 생각되고 있다.

금제제에는 근육주사하는 것으로서 시오졸(金티오린그산나트륨)이 있다. 금제제는 바로 효과가 나타나는 것이 아니라, 일정기간 반복해서 주사하는 것으로 관절의 통증과 부종을 없애고, 아침에 굳어지는 시간도 단축시키고, 적혈구 침강속도도 서서히 저하시키는 등의 효과가 나온다. 효과가 나타나기까지는 적어도 3~4개월 걸리고, 빠른 사람은 총량 300mg, 보통 500~1,000mg으로 중심이 호전된다. 가끔 류마티스 인자도 음성화해서 호전시킨다.

이러한 금제제를 사용하는 것은, 주사된 금제제는 좀처럼 밖으로 배출되지 않고 서서히 몸속에 축적되기 때문이다. 주사를 반복하는 것으로 3, 4개월 후에는 어느 정도 금이 체내에 쌓여 효과가 나타난다. 효과가 나타난 후에도 유지요법을 계속하는 것은 체외로 배출된 금제제를 보급하기 위해서다.

또 이것은 주사가 아니라 내복하는 경구 금제제로서 리도라(오랄로핀)가 있는데 근육주사와 같은 효과가 있지만, 비교적 경증의 류마티스에 사용한다. 부작용이 많아 꼭 의사의 지시에 따라 사용해야 한다.

금제제에서 특히 주의해야 할 것은 피부의 증상과 구내염이다. 피부증상의 대부분은 복부나 겨드랑이 밑, 귓밥 속, 외음부 등의 비교적 부드러운 부분에 가려움을 동반한 피진(皮疹)이 생긴다.

경구 금제제의 장점

① 부작용이 금주사보다 적다.
② 금주사로 부작용이 생긴 사람에게도 사용할 수 있다.
③ 복용치료를 위해 통원 곤란한 사람에게도 사용할 수 있다.

가렵다면 참지 말고 바로 의사와 상의하여야 한다. 피부의 증상이 생기는 사람은 금요법이 잘 듣지 않는다. 금제제는 류마티스에는 매우 유효한 약이므로, 약간의 가려움이라면 바로는 금요법을 중지하지는 않는다. 피부증상이 나타나면 항히스타민제와 부신피질 호르몬 연고를 사용하거나, 주사를 잠시 멈추거나, 약의 양을 줄여서 경과를 본다.

금제제는 타액중에 배설되므로 구내염이 생길 수가 있다. 금제제를 쓰기 시작했다면, 입 안을 항상 청결히 하는 것이 중요하다. 부작용을 정리하면 아래표와 같다.

금제제의 부작용

	증 상
알 레 르 기	피부의 가려움증, 피부발진, 구내염
신(腎)장애	단백뇨, 부종, 피로감
간기능장애	혈액중 GOT, GPT 상승
기질성 폐렴	숨이 차다, 마른기침, 흉부통, 흉부 X선이상
혈 액 장 애	피로감, 빈혈, 출혈경향, 적혈구·백혈구·혈소판 감소
눈의 장애	각막내金鹽침착증, 시력이상, 눈의 이물감

ⓑ 페니실라민(메탈카프타제)

페니실라민은 금제제와 함께는 사용할 수 없지만, 류마티스 진단을 받고 최초에 쓰는 매우 유효한 약이다.

처음은 하루에 50~100mg을 투여해 대개 2주 정도 지나면 효과가 나타나기 시작한다. 1~2개월로 아침의 굳어짐이 없어지고, 관절통이나 부종이 없어진다. 검사에서도 혈침속도, C-반응 단백

양성 반응이 개선되고, 류마티스 인자도 음성화되고, X선상의 변화도 천천히 진행되거나 멈추기도 한다. 만약 100mg을 2~3개월 계속해도 효과가 나타나지 않으면 하루에 200mg으로 증가한다. 그래도 효과가 나타나지 않으면 하루에 300mg까지 증가시키는 경우가 있지만, 보통 200mg까지 투여가 가능하다. 사용법을 정리하면 아래 표와 같다.

페니실라민 사용법

① 금제제가 충분히 듣지 않을 때 쓰인다.
② 하루에 100~200mg을 쓴다(2주 후에는 효과가 나타남).
③ 금제제와는 함께 쓰지 않는다.
④ 비타민 B_6 제제를 병용한다.
⑤ 임신시에는 쓰지 않는다.
⑥ 식간(食間)이나 자기 전에 복용한다.
⑦ 구리 결핍에 대한 예방조치가 필요하다.

페니실라민의 부작용으로 우선 피부발진이 있다. 금제제의 부작용과 마찬가지로 처음에는 가려움증이 생긴다. 또 특유의 부작용으로서는 미각에 이상이 생긴다. 이것은 미각에 관여하고 있는 구리이온이 페니실라민 작용으로 혀에서 배출되어, 그 때문에 미

주요한 페니실라민 부작용의 빈도와 출현시기

부 작 용	빈　　도	시　　기
藥 疹	30~40%	1~3개월(초기)
	6개월 이후(후기)	
미각장애	20~25%	6주 이후
위장장애	20~25%	2~3주 이내
단 백 뇨	10~15%	4개월 이후

페니실라민의 부작용

	증 상
알 레 르 기	피부의 가려움증, 피진, 구내염, 발열
소화기증상	식욕부진, 미식거림, 상복부통
미 각 장 애	미각의 저하, 변화
신 장 애	단백뇨, 부종 피로감
간기능장애	혈액중 GOT, GPT, Al. Pho. 상승
혈 액 장 애	피로감, 빈혈, 출혈경향, 적혈구 및 혈소판감소, 생불량성 빈혈
자 가 면 역	전신성 낭창성 자반증, 다발성 근염(筋炎), 중증(重症)의 근무력증 (筋無力症) 등의 질환 유발(Al. pho-alkaline phosphatase)

각이 변화해서 음식물의 맛이 달라지거나 모르게 되거나 한다. 이러한 경우에는, 예를 들어 초콜릿이나 바나나 등의 구리를 많이 함유한 식품을 많이 섭취하면 개선된다.

ⓒ 부시라민(리마틸)

페니실라민과 유사한 화학구조로 금과 페니실라민이 효과가 없을 때에도 효과를 낼 수 있는 약이다. 하루 한 정(100mg) 정도로 좋아지고, 호전기로 돌입했다면 2일에 1회나 주2회 등으로 간헐적으로 투여해도 효과가 있다.

부작용은 페니실라민에 비해 적지만 피부발진, 신장애, 백혈구 감소, 기질성 폐렴 등으로 다채로워서 정기적인 검사가 필요하고 의사의 처방에 의하여 사용한다.

ⓓ 로벤져리트(칼페닐)

이 약은 호전기 유지에 사용되며, 급속히 진행하는 류마티스나 중증예에는 사용할 수 없다. 때로 혈액중의 단백이 신장에서 배출이 증가되어 전신에 부종을 동반하는 신증후군이라고 하는 신장장애를 일으키는 부작용이 있기 때문에 특히 정기적인 단백뇨 검사와 혈액중의 단백량 검사가 필요하다.

보통 하루에 160~240mg(한 정 40mg 또는 80mg)이 쓰이고, 다른 부작용으로서 위장장애, 피부발진, 입속 마름, 간기능장애 등이 있다.

ⓔ 사라조피린

종래는 궤양성 대장염이라는 설사를 동반하는 소화기 질환에 사용되어 왔던 약이지만, 류마티스에도 효과가 있음을 알게 되었다. 부작용은 피부발진, 구내염, 위장장애, 간기능장애 등이다.

⑦ **면역억제제** 면역억제제란 세포내의 유전자를 구성하는 물질을 해치거나 그 결합을 저해하여 면역 담당세포의 증식을 억제하는 약이다. 이 약은 최근 화제가 되고 있는데 장기이식을 할 때 이식된 장기에 대한 거부반응을 억제하는 목적으로 쓰이기도 한다. 단, 인체에서 유익하게 활동하는 면역 담당세포의 증식까지 억제하게 된다.

특히 증식이 왕성한 세포의 대부분이 영향을 받아 조혈기(造血器), 생식기 등에 부작용이 생기는 문제점이 있다. 때문에 류마티스 관절염의 치료에서는 다른 약으로 효과가 없는 중증인 경우에만 사용한다. 대표적인 약은 메토트랙세이트, 사이크로포스파미드 등이 있다.

금제제나 페니실라민 등의 항류마티스제로 효과가 없을 때 항암제로서 개발되어온 면역억제제가 쓰이는 경우가 있다.

면역억제제로서 사용되는 것으로는 임란, 앤드키산, 메토트랙세이트라는 항암제에 쓰이고 있는 약이 있다. 이전에는 중증의 류마티스나 악성 류마티스에 사용되어 왔지만, 최근에는 항류마티스제와 병용해서 조기에 류마티스를 억제하려고 하는 방법에 사용되고 있다.

항류마티스제의 효과가 나타나는 것은 적어도 2~3개월 걸리므로, 급속히 진행하는 류마티스에 대해서는 소량의 면역억제제가 효과가 있다. 특히 1주간에 메토트랙세이트 한 정을 다른 항류마티스제와 함께 복용하여 초기에 류마티스를 억제하는 방법이 있다. 이 때의 면역억제제는 극히 소량이기 때문에 부작용도 적으므로 앞으로 기대되는 치료법이라고 할 수 있다.

면역억제제의 부작용

	증 상
골 수 억 제	적혈구·백혈구·혈소판 감소
소 화 기 증 상	식욕부진, 오심, 상복부통
감 염	대상포진, 진균(곰팡이)감염, 폐렴에 걸리기 쉽다.
생식기계장애	불임, 기형아출산가능, 약제특유의 부작용
	임란은 간기능장애가 심하고, 앤드키산은 출혈성 방광염과 탈모증상이 심하고, 메토트랙세이트는 구내염, 빈혈, 간염 등이 부작용으로 나타나는 빈도가 높다.

⑧ **좌약** 좌약은 약을 항문으로 밀어 넣는 방법으로, 항문으로 들어간 약은 체온에 의해 녹아 직장점막으로 흡수되어 혈액으로 직접 들어간다. 그 때문에 위의 부작용이 적어져서 좋고, 혈액의 농

도가 즉시 높아지므로 효과가 좋은 방법이다. 그런데 좌약을 넣으면 용변이 보고 싶어지거나 손이 부자유스러운 사람은 잘 삽입할 수 없는 단점이 있다.

좌약의 종류

일 반 명	진통작용	항류마티스작용	부 작 용	상 품 명
인다메타신 (인동초산계)	강함	강함	두통 소화성궤양	인다신, 인테반, 인다메신
디클로페낙나트륨 (페닐초산계)	강함	강함	경증의 소화성궤양	볼타렌

좌약을 삽입할 때는 먼저 용변을 보고 나서 좌약을 가지고 악의 뽀족한 부분부터 넣는다. 안에까지 넣었다면 자세를 움직이지 말고 그대로 일어선다. 항문이 닫히고 확실히 들어갈 때까지 잠시 서 있는다.

좌약은 여름에는 실온에서 녹는 경우가 있으므로 냉장고에 보존해야 한다. 또 잘못해서 먹어버린다고 해도 특별히 해는 없지만 약효는 떨어진다. 여성 중에는 잘못해서 질 속에 넣었다고 하는 분도 있는데 특별히 걱정할 필요는 없다.

좌약의 이점과 결점

장 점	① 혈중농도가 빨리 높아지므로 효과가 빠르다. ② 위에 부작용이 적고 위가 약한 사람에게는 좋다. ③ 식사와 관계없이 사용하고 싶은 시간에 쓸 수 있다.
단 점	① 삽입한 후에 용변이나 설사가 생기는 경우가 있다. ② 손의 변형이나 골반관절의 통증 때문에 삽입하기 어려운 경우가 있다. ③ 급격히 혈중농도가 올라가므로 노인이나 어린이에게는 주의해야 한다.

	일 반 명	상 품 명
연 고	인다메타신	인테반 크림
	케토프로펜	케노펜 겔
	피녹시캄	로시덴 겔
	디클로페낙	볼타렌 크림
습 포	케트프로펜	케토톱 플라스타
	메틸살리실산	제놀, 쿨파프
외용액	인다메타신, 메틸살리실산	물팝 로션, 인테반

항염증제 이외의 습포

	상 품 명
냉 습 포	제놀
	쿨파스
온 습 포	핫파스
	제놀 마일드핫트

⑩ **한방약** 양약보다 한약이 더 잘 듣는 사람이 있는 것 같다. 한약은 한의사에게 진단·처방받는 것이 좋으며, 최근에는 보험이 되는 한약도 있다. 잘 쓰이는 한약을 정리해 본다.

류마티스에 쓰이는 주요한 한약

한 약 명	쓰이는 증상
대방풍탕(大防風湯)	급성기의 심한 증상
마행억감탕(麻杏檍甘湯)	경증의 증상
억이인탕(檍苡仁湯)	만성기의 증상
계지가술부탕(桂枝加朮附湯)	관절염으로 인한 기력 저하
소경활혈탕(疎經活血湯)	밤중의 통증
계작지모탕(桂芍知母湯)	관절통

※ 강동가톨릭병원 부설 백산한방병원 제공

4. 정형외과적 치료

　관절의 염증이 진행되어 뼈에 변형이 생기면 약으로는 치료할 수 없게 된다. 이럴 때 힘을 발휘하는 것이 정형외과적 수술요법이다. 그 중에서도 최근 눈부신 발전을 이룬 것이 인공관절의 개발이다. 강직된 관절을 인공관절로 바꿈으로써 통증이 사라지고 거의 지장 없이 걸을 수 있게 된다. 그 덕분에 많은 사람들이 누워서 여생을 보내지 않을 수 있게 되었다.

　인공관절은 금속이나 고밀도 폴리에틸렌 세라믹스를 재료로 하여 만들어진다. 인체의 관절과 거의 비슷한 것이 나오는 것은 슬관절과 고(엉치)관절이다. 주(팔꿈치)관절도 상당히 잘 되어 있다. 그러나 아무리 잘 되어 있는 인공관절이라도 비약적으로 관절의 움직임이 좋아지는 것은 아니다. 원래부터 있던 관절의 움직임을 모두 대용하는 수준에까지는 미치지 못하는 것이다. 예를 들면 슬관절에 인공관절을 넣었다고 해서 무릎을 장시간 꿇고 앉을 수 있는 것은 아니다.

　대퇴부에 인공관절을 넣은 경우에는 다리를 크게 벌릴 때 주의해야 한다. 따라서 격렬한 운동을 삼가거나 성생활의 체위에 주의하는 등 생활하면서 주의해야 할 몇 가지 사항이 있다.

　인공관절로 바꿔야 하는 관절은 오랫동안 쓰지 않았고, 요양 상태에 있었으므로 관절 주위의 인대나 근육도 약해져 있는 상태이므로, 관절의 움직임을 좋게 하기 위해서는 수술 후에 장기간 물리요법이 매우 필요하다.

(1) 인공관절의 선택 시기

인공관절은 오랜 시간 사용하고 있는 사이에 그 기능이 저하되는 경우가 있다. 격렬한 운동을 하지 않는 등 생활상의 주의가 필요한 것은 인공관절을 조금이라도 오랫동안 유지하기 위한 것이기도 하다. 인공관절이 사용되기 시작한 것은 20년쯤 전부터다. 최근에 인공관절로 바꾸는 수술이 흔히 시행되고 있으므로 수술하고 나서 20년 후에는 재수술할 가능성이 있다고 생각하면 될 것이다. 물론 인공관절의 내구성은 악으로 더욱 신장될 것으로 생각되지만 그렇다고 해도 영구적으로 사용할 수는 없다. 이 때문에 인공관절 치환술은 관절을 전혀 사용할 수 없는 최대한까지 사용하고 나서 시술받는 것이 좋다. 그러나 관절을 지탱하는 인대나 근육이 위축되고 난 후에는 수술을 받아도 관절의 기능회복은 거의 불가능하다. 언제 수술을 받는 것이 좋은지 그 시기 선택이 상당히 까다롭지만, 정형외과 의사에게 진단을 받아서 적절한 시기를 선정해야 할 것이다.

더불어 류마티스 관절염에서는 대부분 염증을 일으키는 관절이 여러 개이다. 인공관절에 따라 대퇴부 관절이나 슬관절의 통증이 좋아져도 다른 관절의 통증까지 낫는 것은 아니므로 약은 계속 투여하는 경우도 있다.

(2) 수지(手指)관절에 시행되는 관절 고정술

관절의 지지성이 상실되어 관절이 흔들흔들할 때는 관절 고정술을 시행하게 된다. 관절을 고정시키므로 움직임은 없어지지만 통증은 사라

진다. 손가락 관절의 경우에는 흔들거리고 있을 때보다 고정시켜서 지
지성을 높인 경우가 물건을 집기 쉬워진다.

경추(頸推 : 목척추)에 변형이 생기면 손발을 지배하고 있는 신경이
압박을 받아서 손발에 움직임이 적어지거나, 머리로 가는 신경이 압박
을 받아서 심한 두통이 생기는 경우가 있는데 이 때는 경추고정술을
시행하게 된다.

뼈가 변형되어 돌출되었을 때는 변형된 뼈를 깎아내는 경우도 있다.
관절염이나 건초염으로 인해 신경이 압박을 받아 손가락이 저리거나
움직임이 나빠질 때는 압박을 제거하는 수술을 한다. 건(腱)이 끊겼을
때는 접합시키는 수술을 한다.

(3) 레이저 활액막 절제술(滑液膜切除術)

관절의 염증이 많이 진행되지 않았을 때 실행되는 정형외과적 요법
으로서는 활액막 절제술이 있다. 관절의 염증은 관절의 내면을 둘러싸
고 있는 활액막의 염증이 주요 원인이므로 그 염증을 일으키고 있는
원인 부분을 제거하는 수술이다.

관절 뒤쪽에 있는 활액막 전부를 제거할 수는 없으므로 일부는 아무
래도 남게 된다. 그러면 그 남은 부분에 활액막이 절제된 곳까지 재생
되어 다시 염증을 일으키는 경우도 있다.

최근에는 관절경과 레이저를 이용하면 옛날처럼 피부를 많이 절개하
지 않고도 할 수 있으며, 그 후 약으로 대부분 염증을 억제할 수 있기
때문에 이 수술은 많이 시행되고 있다.

5. 물리치료요법
(물리요법, 운동요법, 작업요법, 장치와 보조기구)

물리요법의 목적은 증상을 개선하여 관절의 기능을 유지시키며 일상 생활을 원활하게 할 수 있도록 하는 것이다. 이를 위해서는 류마티스 관절염이 진행되고 나서 시작하는 것이 아니라 초기단계에서 시작하는 것이 중요하다.

인공관절 등의 수술 후에도 물리요법은 매우 중요하다. 류마티스 관절염 수술은 수술을 했다고 해서 그것으로 끝나는 것은 아니다. 수술을 받기 전부터 관절의 움직임이 제한되거나 통증으로 인하여 움직일 수 없는 경우가 대부분이므로 벌써 근육이 약해져 있는 경우가 보통이다. 따라서 수술에 의하여 관절이 움직이게 되면 조금씩 움직이면서 약해진 근육을 회복시켜야 한다. 수술의 성공여부는 수술 후의 물리요법에 달려 있다고 해도 과언이 아니다.

물리치료법에는 물리요법, 작업요법이 있는데 병원에서는 이들 방법을 환자의 증상과 맞추어 생활환경을 고려하여 치료해 준다. 그때에는 병원에 따라 다소 차이가 있으나 의사, 이학요법사(PT), 작업요법사(OT), 침술, 마사지사, 사회사업가(가족, 직장복귀 등 다양한 상담을 하는 상담원), 간호사 등 여러 스태프가 팀을 구성하여 치료에 관여하게 된다.

(1) 온열 등의 물리적 자극을 이용한 물리요법

물리요법이란 온열, 냉열, 압력, 침구, 마사지, 광선, 초음파, 초단파치료 등 물리적인 자극을 이용한 요법으로 이학요법의 일종이다.

이들 물리적 자극은 시기에 따라 맞지 않는 경우가 있다. 예를 들면 관절을 따듯하게 하는 것이 좋은 시기가 있는가 하면 차게 하는 것이 좋은 시기가 있다. 병원에서는 자극을 주는 기계를 사용하는 등 여러 가지 방법으로 치료를 한다. 가정에서는 이러한 방법을 사용할 수는 없지만 가정에서 할 수 있는 손쉬운 방법으로도 상당한 효과를 얻을 수 있다. 어떤 방법이 좋은지는 사람에 따라 다르기 때문에 의사와 잘 상의하여 무리하지 않은 한도 내에서 방법을 찾는 것이 좋다.

가정에서 할 수 있는 것은 온습포나 뜨거운 팩의 자극으로는 1~2곳의 한정된 관절을 데울 때 사용되고, 병원에서는 적외선, 초음파, 극초단파 등을 이용한다. 전신을 데우는 데는 입욕이나 온천이 좋다. 몸을 따듯하게 함으로써 관절의 혈액순환이 좋아지면 통증이 개선되어 움직임이 좋아진다. 온습포, 뜨거운 팩, 파라핀욕 등은 가정에서도 손쉽게 할 수 있다.

그 중에서도 가장 손쉽게 온열을 할 수 있는 것이 온습포이다. 타월을 물에 담가 비닐봉투에 넣어 통증이 있는 관절에 대거나 그것으로 관절을 싸고 주변을 마른 수건으로 감싼다. 그러나 이것은 점점 식는 결점이 있다.

그것에 비하면 뜨거운 팩은 번거롭기는 하지만 온열이 장시간 유지된다. 뜨거운 팩이란 봉투에 실리카겔을 넣은 것으로 약국 등에서 시판되고 있다. 이것을 더운물로 80°C 정도로 덥혀 통증이 있는 곳을 마른 수건으로 감싼 후, 그곳에 대고 그 위를 다시 수건으로 싼다. 그 상태 그대로 10~20분 정도 찜질을 한다. 병원에서 액체질소를 사용한 극초 저온요법을 사용하는 곳도 있다.

(2) 침구(鍼灸)요법

우리나라에서는 예로부터 침구, 마사지가 류마티스 관절염의 치료로 널리 사용되어 왔다. 관절의 통증을 가볍게 하거나 염증을 억제하는 효과가 있으며 관절이 움직이기 쉬워지는 이점이 있다. 그러나 류마티스 관절염에서는 약물요법이나 정형외과적 요법을 전혀 받지 않고 침구, 마사지에만 의존하는 것은 위험하다.

병원에 따라 전속 침구, 마사지사가 있는 곳도 있지만 대부분은 한방병원에서 치료를 받게 된다. 한방으로 치료를 받기 전에 반드시 검사를 받아 류마티스를 확인하고, 주치의와 잘 상의하기 바란다.

최근에는 저출력 레이저를 쐬어 염증을 억제하는 방법도 있다. 레이저의 무엇이 어떻게 작용하는지는 정확히 알려져 있지 않지만 통증의 감소효과는 인정받고 있다.

(3) 적극적으로 몸을 움직이는 운동요법

관절이 움직이는 범위를 유지하거나 근력저하를 방지하는 차원에서 사용되는 운동요법은 이학요법 중에서도 가장 중요하다. 관절이 움직이는 범위를 유지하는 운동으로서는 다른 사람에게 움직임을 맡기는 수

동적 운동법과 다른 사람에게 도움을 받으면서 스스로 움직이는 보조 운동법, 스스로 움직이는 능동적 운동법 등이 있다.

스스로 관절을 움직일 수 없는 사람은 수동적 운동법에서 출발하는데 수동적 운동법으로는 관절을 움직여주는 사람에게 환자 본인의 통증이 전달되지 않기 때문에 지나치게 많은 운동을 할 수가 있다. 그 점에서 능동적 운동은 스스로 관절의 통증을 느끼면서 운동할 수가 있어서 류마티스 관절염에서는 능동적 운동법이 가장 바람직하다.

근력유지 운동으로서는 관절을 움직이지 않고 근육의 긴장과 이완만을 반복하는 등척운동(等尺運動), 다른 사람의 힘을 반동(反動)받으면서 관절을 움직이는 저항운동, 일정한 근력으로 관절을 움직이는 등장운동(等長運動)이 있다. 통증이 심할 때는 관절에의 부담이 적은 등척운동이 좋다. 그리고 염증이 없어지면 저항운동이나 등장운동 등을 실행한다.

한편 어느 정도 운동하면 좋은지가 문제인데 다음날까지 피로가 남거나 관절이 심하게 아프거나 열이 나서 염증이 진행될 때에는 운동량을 조금 줄여야 한다. 그러나 통증이 전혀 없는 범위에서 움직여도 별로 효과가 없다. 운동하고 있는 동안에 통증이 다소 있어도 조금 지나면 통증이 가벼워져 다음날까지 남아 있지 않으면 적절한 운동량이라고 할 수 있다.

(4) 류마티스 체조

류마티스 체조는 관절의 움직임을 좋게 하는 운동이다. 관절을 움직이지 않고 있으면 관절을 연결하는 역할을 하는 연골에 영양소를 충분히 제공하지 못하게 되기 때문이다. 연골에의 영양은 관절액에서 제공되는데 관절을 움직이면 연골에 영양소가 스며들게 되어 있다.

운동을 하지 않으면 뼈에서도 칼슘분이 빠져나가 서서히 약해지고, 근육도 물론 사용하지 않으면 약해진다. 따라서 류마티스 관절염에서는 적절한 운동이 매우 중요한 것이다.

관절은 천천히 굽혔다 펴는데 통증이 조금 있다고 해서 움직이지 않으면 관절막이 굳어져서 점점 움직이는 범위가 좁아진다.

운동요법은 한번에 너무 많이 하면 오히려 관절의 염증을 악화시킬 수 있다. 짧은 시간이라도 매일 꾸준히 하는 것이 중요하며, 가볍고 관절운동 범위를 항진시키는 류마티스 체조는 매일 실시하는 것이 중요하다.

(5) 손가락 운동과 작업요법

작업요법이란 목적하는 어떤 작업을 통하여 몸의 기능을 회복하는 치료요법으로 주로 손이나 손가락의 기능회복을 목적으로 하고 있다.

구체적으로는 뜨개질, 바느질, 인형만들기 등의 수예, 바구니를 만드는 등세공, 목공, 점토세공, 그림, 학습, 점자 등 여러 가지가 있다. 이들 작업을 통하여 손이 움직이기 쉬워지면 일상생활도 하기 쉬워진다.

몸을 움직인다는 의미에서는 운동요법이라고 할 수 있는데 운동요법은 동작 자체에 목적이 있는 것이다. 그에 비해 작업요법은 목적이 있기 때문에 통증이나 장래에 대한 불안에 빠진 경우 기분전환을 하거나 직업훈련으로도 이어지기 때문에 단순한 운동을 넘어선 효과가 있다.

(6) 관절에 사용하는 보조기구

이들 기구는 관절에 대한 부담을 덜어주거나 부적절한 움직임을 방지하기 위하여 사용되는 기구이다. 기구를 사용해도 관절 변형의 진행을 완벽하게 방지할 수는 없지만 관절의 안정을 어느 정도는 유지시켜 준다. 흔히 사용되는 것이 경추의 안정을 유지시켜 주는 경추보조기 (collar brace), 손가락이나 슬관절의 안정을 유지시켜 주는 기구, 외반모지(外反母趾)를 교정하는 기구, 발뒤꿈치의 변형을 방지하는 구두 등이 있다. 이들 도구의 대부분은 환자에게 맞추어 만들어내는 주문 생산방식이다. 사용할 필요가 있는지 없는지는 주치의와 상담하기 바란다.

보조기구란 관절의 움직임의 범위가 좁아지거나 근력이 저하되어 부자유스러운 동작을 보조하는 도구이다. 「자립적인 생활을 하기 위한 도구」라고 이해하면 된다.

이들 기구로는 여러 가지가 고안되어 시판되고 있는데 환자에 따라서 생활주변에서 쉽게 구해지는 재료를 사용하여 스스로 고안하는 사람도 있다.

시판되고 있는 것으로는 홀더(holder)가 붙은 수저나 포크, 쏟아지지 않는 컵, 수도꼭지 돌리기, 장대브러시, 양말을 신기 위한 삭스에이드 (socks aid), 바닥에 있는 물건을 줍거나 멀리 있는 것을 끌어당기는 리쳐(reacher), 걷기 위한 지팡이나 보행기 등 용도나 목적에 따라 여러 가지 도구가 만들어져 있다.

무엇이 필요한지, 또는 생활주변의 것을 어떻게 이용하면 되는지 등을 주치의나 이학요법사, 작업요법사와 상의하여 생활에 도움이 필요한 물건을 준비하도록 한다.

(7) 새로운 치료법

최근에는 류마티스 관절염의 치료법도 매우 발전되어 가고 있다. 그러나 이 중에는 아직 학회에서 정설로 선정되어 있지 않은 것, 비판이 많은 것, 일부 병원에서만 이용하고 있는 것 등도 포함되어 있다. 최근에 화제가 되고 있는 것 중 하나가 류마티스 관절염 환자의 혈액중에서 혈장을 제거하여 건강한 사람의 혈장을 투입하는 치료법이 있는데 이를 「혈장교환요법」이라고 한다. 혈액을 원심분리기에 넣으면 밑에 혈구성분이 침전되어 위에 투명한 액체부분이 생긴다. 이것이 혈장이다. 이 치료는 자가면역환자에게 실시되고 있는데 특히 악성 류마티스 관절염에 효과가 뛰어나다고 한다. 최근에는 혈장을 교환하는 것이 아니라 환자 자신의 혈장에서 유해한 성분을 제거하는 「혈장여과법」도 시행되고 있다.

림프구를 제거하는 「림프구 제거법」도 실행되고 있다. 림프구는 류마티스 인자를 만드는 것 이외에도 여러 가지 면역 이상의 근원이 되는 세포이므로 그 근원을 제거하는 치료법이다.

여러 가지 종류의 항류마티스제를 조금씩 조합한 「다제병용요법」도 사용되고 있다. 이것은 사람에 따라 효과가 다르고 투여하고 있는 중에 효과가 점점 약해지는 결점이 있는 항류마티스제를 보조하기 위하여 개발된 치료법이다.

또 발병 초기에 염증을 일으키는 관절 전체의 활액막을 제거하는

「활액막제거법」, 중증인 환자에게는 부신피질 호르몬제를 대량으로 투여하는 「팔스요법」도 실행되고 있다 이상과 같은 치료법에 대한 평가가 아직 정립되어 있지는 않지만 이들을 포함하여 류마티스 관절염에 관한 병리나 임상연구가 계속 진행되고 있어 근본적인 치료법의 확립이 기대되고 있다.

제6장

류마티스성 관절염과 식이요법

의사가 되어서 환자를 진료하기 시작한 지 벌써 30여 년이 되었다. 그 동안 진료실에서 환자들의 검사를 끝내고 진단 결과를 알려 주면 환자들이 물어보는 질문은 다음과 같다.

첫째, 가려 먹을 음식이 있습니까?

둘째, 무슨 음식을 먹이야 병이 빨리 나을 수 있습니까?

이와 같은 두 질문은 진찰실을 나서기 전에 꼭 물어보는 이야기이다. 어떤 병에도 특별히 좋은 음식이 있다고 학문적으로 연구된 것은 없지만 관행적으로, 민간요법으로 내려오는 몇 가지가 있다. 이곳에서는 학문적으로 밝혀진 사실에 기인한 것에 대하여 설명하고자 한다.

이 관절염의 원인은 규명되지는 못했지만 자가면역성(自家免疫性)질환이라는 것은 밝혀진 사실이다. 이 면역성질환은 질병을 치료함에 있어 특이한 치료약이 한두 가지가 있는 것이 아니고 환자 각 개인의 체질에 맞는 약(藥)을 환자가 의사와 상의하여 선택하여야 한다.

또한 식이요법도 한두 가지 음식이 병에 좋다고 할 수는 없다. 다만 면역성을 높여 주기 위하여 고단백질, 고비타민을 섭취하므로써 신체 저항이나 면역성을 높여 주도록 노력함이 최선의 선택이라 할 수 있겠다. 같은 음식을 먹더라도 먹는 양과 시간, 식사의 분위기, 같이 식사하는 상대방 등이 소화능력에 큰 차이를 준다는 것도 잘 알려진 사실이다. 이곳에서는 식사하는 요령과 관절염에 좋은 음식을 몇 가지 소개하고자 한다.

1. 이상적인 식사법

과식해서 죽은 사람은 있어도 소식으로 죽은 사람은 아직 없다. 기아로 괴로워하고 있는 아프리카와 같은 지역에도 「배의 80%」라고 간언하는 속담이 있다고 한다. 이상적인 식습관이란 「미식과 소식」에 있다고 생각할 수 있다.

동물을 보면 식사후에는 반드시 휴식한다. 우리들 속담에는 「부모가 돌아가셔도 먹고 쉰다」는 것이 있다. 식사후에는 잠깐 쉬는 것도 중요하다. 식사를 하기 전에는 어떻게 해야 하는가. 먹고 자고 자고 먹고 해서는 안되고 식사 전에는 가벼운 운동을 할 필요가 있다.

그러나 실제 문제로 책상에서 일하는 사람은 식사시간이 올 때까지 거의 몸을 움직이지 않게 된다. 그러한 사람은 지금부터 건강하게 되려면 가벼운 운동을 하도록 한다. 활동·섭취·휴식의 반복이 가장 자연스러운 방법이다.

따라서 아침에 일어나자마자 식사를 해서는 안된다. 체조, 산책 등으로 몸을 움직이고 나서 하도록 한다. 하루의 활동을 준비한다는 의미에서 아침식사는 가볍게 할 필요가 있는데 아직 몸의 기능이 정상대로 돌아오지 않았기 때문에 가능한 한 소화가 잘되는 것으로 탄수화물계의 음식을 먹도록 한다.

점심식사를 너무 무겁게 하면 오후의 활동에 지장이 있다. 공복의 정도에 맞춰 그다지 무겁지 않은 식사를 하는 것이 좋다. 여기서도 오후의 활동을 위해서 탄수화물계를 중심으로 섭취해야 한다.

저녁은 하루 중에서 가장 충실한 메뉴를 먹는 것이 일반적인 습관인데 이것은 좋다고 생각한다. 여기에서 내가 강조하고 싶은 것은 충분한 단백질을 식사에서 섭취하는 것이다. 단백질은 몸을 구성하는 성분인데, 이 영양이 가장 유효하게 사용되는 시간이 취침전 시간이기 때문이다. 단백질은 아침에 먹는 것은 유효하게 활용할 수 없다. 똑같이 먹는 것이라도 저녁식사 쪽이 좋다. 영양 균형을 맞추는 것은 중요하지만, 매번 식사 때마다 신경쓸 필요는 없다. 비타민, 미네랄, 섬유질도 포함해서 하루 단위로 생각하면 충분하다.

2. 체중조절의 방법

날씬해지기 위해서는 일정량을 적게 먹어야 한다. 살찌는 이유는 간단히 설명해서 소비 에너지보다 섭취 에너지가 많아 피하지방이 증가되어 살이 찌게 된다. 수입이 지출보다 많으면 돈이 남는 것과 같은 것이다. 사람을 살찌우는 요인의 하나는 지방분이고 다른 하나는 탄수화물이나 단것에 포함되어 있는 당질이다.

식사에 포함되어 있는 지방이나 탄수화물 등은 혈액중에서 중성지방으로 모습을 바꿔 혈액과 함께 전신을 돌고 일단 지방산으로 분해되어 세포안으로 들어가 지방으로 재합성되어 피하에 저장된다. 지방에 포함된 세포를 「백색지방세포」라고 하는데 지방세포에는 한가지 더 「갈색지방세포」라는 것이 있어 지방을 분해해서 에너지로 만들어 준다. 그때

중요한 것은 체내의 에너지 발전소로 생각되는 미토콘드리아로, 미토콘드리아의 분포가 많을수록 에너지는 잘 소비된다. 말랐으면서도 대식가인 사람은 미토콘드리아의 분포가 많다고 생각할 수 있다. 즉 갈색지방세포의 기능이 활발한 것은 선천적인 것도 있지만 후천적인 요소도 무시할 수 없다. 일상적으로 과식을 하면서 몸을 움직이지도 않으면 미토콘드리아가 적어져서 지방축적형의 체질이 되어버리는 것이다.

반대로 몸(근육)을 자주 움직이면 미토콘드리아가 증가해 에너지 소비를 활발하게 해준다. 따라서 적당한 운동을 해서 땀을 흘리는 것이 날씬해지는 데 무엇보다도 중요하다. 운동이라면 과격한 스포츠를 생각하는 사람이 많은 것 같은데, 미토콘드리아를 증가시키기 위한 포인트는 평소 사용하지 않는 근육을 사용하는 것에 있고, 예를 들면 속보(速步)라든지 조깅, 스트렛칭 체조나 이것과 비슷한 요가 등이 오히려 효과적이다. 위험하지만 뒤로 걷는 것도 좋다.

한가지 더 날씬해지기 위해서 유의해야 할 점은 섭취 칼로리를 적게 하는 것이다. 그렇다고 절식이나 극단적으로 칼로리를 줄이는 과격한 다이어트는 신체가 지방 축적 태세로 들어가기 때문에 좋지 않다.

역설적이지만 날씬해지고 싶은 사람은 「반드시 먹고 몸을 움직인다」는 것이 무엇보다도 중요하다. 단 이때 섭취 칼로리는 너무 많지 않도록 한다. 야채, 해조, 버섯류 등 칼로리가 적고 비타민, 미네랄이 풍부한 식품이 날씬해지고 싶어하는 사람에게 적당하다.

또 아무리 과격하게 체중을 줄이고 싶어도 하루 계란 한 개, 우유 한 병, 고기 50g 정도는 먹어야 한다. 거의 먹지 않는 방법은 우선 체중은 줄어들지 모르지만 건강이 쇠약해져 감량의 영역을 넘는 것이다.

3. 공복감은 좋지 않다

다이어트가 유행하고 있는데 그중에서는 살찌고 싶어하는 사람도 있다. 옛날부터 「말랐으면서도 대식가」라고, 아무리 먹어도 살찌지 않는 체질인 사람이 있다. 그러한 사람 중에서는 「왜 살찌지 않는 것일까」하고 고민하는 사람도 적지 않다.

살찌지 않는 이유는 두 가지로 생각할 수 있다. 하나는 선천적으로 살찌지 않는 타입이다. 「사람에 따라 살찌기도 하고 마르기도 하는 것은 체질의 차이다. 그것은 신경계, 내분비계, 대사계 등이 복잡하게 엉켜 있는 이야기로 단순하게 해석할 수는 없지만 살찌지 않는 것은 먹은 칼로리를 지방으로 축적시키지 않고 다 써버리기 때문이다.」

예를 들면 식사를 하면 누구나 체온이 올라간다. 이것은 음식을 입에 넣고 있을 때 자율신경이 자극받아 노르아드레날린이라는 호르몬이 분비되어 혈액 순환을 좋게 하고 세포의 대사를 활성화시키기 때문이다. 이 반응(식사 유발성 체열 생산＝DIT)에도 강약이 있어 살찌지 않는 사람은 그러한 반응에 소비되는 칼로리양이 평소보다 많다고 생각할 수 있는 것이다.

이것이 낭비라고 할지 어떨지는 별도의 문제이고 살찌는 것은 에너지의 축적에서 시작되는 것이기 때문에 그것이 어떤 형태로 살찌는가

하는 것은 수긍할 수 있다. 살찌기 쉬운 사람에게 있어서는 괴로운데, 반대로 그렇게 되지 않아서 고민하는 사람이 있기 때문에 세상에는 풍자가 생기는 것이다.

다른 한 가지 살찌지 않는 이유는 식습관이다. 인간의 몸은 에너지가 부족하면 혈당치가 떨어지고 공복감을 느끼게 되는데 그것이 계속되면 영양축적 능력이 나오게 된다. 즉 강한 기아감을 느끼게 되면 몸이 영양 섭취를 준비해서 에너지를 축적하게 되는 것이다.

씨름 선수의 식생활이 이것으로 그들은 아침에 일어나서 공복인데 식사를 거르고 연습을 하기 때문에 강한 공복감을 느끼게 된다. 그렇게 점심 전에 한꺼번에 식사를 하기 때문에 몸은 저장 상태로 들어가 점점 살찌게 된다.

따라서 살찌고 싶은 사람은 우선 공복감을 느껴야 한다. 공복감도 느끼지 않고 3끼 식사를 하면 이 신체는 「언제나 에너지가 들어온다」고 안심하고 저장(지방축적)을 하지 않게 된다. 살찌고 싶으면 ① 3끼를 풍부하게, ② 공복감을 느낀다, ③ 잘 씹는다, ④ 운동한다(근육을 사용한다)를 실천하는 것이다.

4. 과식

최근 수년, 「미식·소식」을 부르짖고 있는 저자이지만, 실제로는 「먹는 것이 취미」인 대단한 미식·대식가였다. 저녁을 배불리 먹고 디저트로 과일을 먹었다. 그것만으로도 많은데 잠시 후에 단 과자에 또 손을 댔다. 그 때는 매우 뚱뚱했던 것은 말할 것도 없었다.

그대로였다면 지금쯤은 무언가 성인병에 걸려 사망선고를 받았든지, 그렇지 않으면 비만한 몸을 지탱하며 성인병에 걸려 있었을 것이다. 나는 젊었을 때 대식가(大食家)였는데 비만이 되지 않았던 것은 고달픈 의사 생활에서 항상 잠이 모자라는 생활의 연속이었던 것 같다.

50세가 되었을 때의 일이다. 아침에 일어나면 근육이 굳는 느낌이 들기도 하고, 비듬이 갑자기 많아지기도 하고, 귀가 울리기도 하고, 눈이 잘 안보이기도 했다. 나는 스포츠의학을 공부해 왔던 사람이기 때문에 음식에는 충분히 배려를 하고 있고 「노화도 다른 사람보다 늦음에 틀림없다」고 자신을 가지고 있었기 때문에 노화의 조짐이 계속되어 「큰일이다」라고 생각하고, 운동을 계속하도록 노력했던 것이다.

그리고 처음으로 알게 된 지식이 「과식이 얼마나 나쁜가」라는 것이었다. 최근 수명을 늘린다고 하지만 늘고 있는 것은 평균 수명이고, 생물로서의 인간의 최대 수명은 인류의 역사를 통해 변화하고 있지 않았다. 즉 인간은 원래 100세 이상의 수명을 부여받았지만 대부분의 인간은 그것을 전부 사용하고 있지 못하다. 그 가장 큰 원인은 현대에서는 확실히 과식이다. 과식을 해서는 안되는 이유로 비만과 성인병을 자주 이야기하지만, 지금은 전혀 다른 시점에서 그것을 입증할 수 있다. 호흡으로 스며들어오는 산소는 에너지를 태우는 매체로 이용되고 최종적으로는 탄산가스와 물이 되어 방출되지만, 그 산소 요소의 극히 일부분이 체내에서 유리 산소 요소가 되어 신체를 녹슬게 하고 유전자를 파괴해서 암을 발병시키기도 한다. 지금 노화 제어 연구자들이 가장 문제시 하고 있는 것은 유리 산소 요소에 의한 생체 장해의 기전이다. 과식은 이 유리 산소 요소를 몸안에서 발생시키는 최대의 원인이다.

최근, 우리들은 풍부한 정보로 식품의 두려움은 알지만 식품량이라는 단순한 것이 농약이나 화학물질 등의 위험보다 큰 것을 잘 알고 있지 못하다. 미식과 소식의 실천에 의해 「과식」을 고치면 그렇지 않은 사람에 비해 건강상의 여러 가지 마이너스 요소를 경미하게 할 수 있다. 이 것만은 확신을 가지고 말할 수 있다.

저자는 예전에 단식을 시험해 본 경험이 있는데, 단식은 배설과 섭취라는 기전을 잘 알고 실시해야 한다. 단식 요법은 일종의 치료요법이지만, 그것을 잘 알고 신중하게 하면 나름대로의 효과를 얻을 수 있기 때문에 결코 잘못된 것은 아니다.

영양이 부족하면 신체의 활력을 잃고, 머리도 몸도 움직이기 어려워지고, 질병에 대한 저항력도 약해진다. 역으로 영양과잉이 되면 비만, 고혈압, 동맥경화, 당뇨병, 암 등의 성인병을 부른다. 진리는 중용이기 때문에 「과식하지 않는」 것이 가장 좋은데, 이것을 보기좋게 입증한 동물실험이 있다.

마케이 씨는 사람이 쥐를 사용해서 자유롭게 먹도록 한 그룹과, 제한식을 한 그룹의 수명이나 건강 상태를 비교했다. 그 결과 영양 균형을 맞춘 제한식 그룹(보통 60% 주었다)의 쥐의 수명이 1.6배까지 길었다.

이것을 인간에게 적용시키면 보통 수명이 80세이기 때문에 젊었을 때부터 철저하게 제한식을 실행하면 120세 이상의 수명이 될 수도 있다는 계산이 나온다. 이러한 실험에서 영양 부족이 되지 않는 식사 제한이 젊음을 유지하는 비결이라는 것은 지금 노화 제어에 관계되는 사람들 사이에서는 상식을 넘어선 하나의 「정설」로 되어 있다.

노화 제어 연구의 세계적 권위자의 한 사람인 올포드 박사(캘리포니아대학 교수)가 「고영양 저칼로리식으로 인간의 최대 수명을 120세까지 연장시킬 수 있다」고 말한 것은 오히려 소극적인 것으로, 지금은 다른 수명 연장 수단이 몇 가지 있기 때문에 사람에 따라서는 160세나 200세라는 믿기 어려운 강한 수명 한계론을 전개하는 학자도 있다.

옛날부터 「위의 80%」라고 배워왔지만, 마케이 씨의 실험에서 보면 「위의 60%」 정도로 생각할 필요가 있다고 생각한다. 60%라면 너무 적다고 느낄지도 모르지만 인간의 신체는 상상 이상으로 기아에 적응할 수 있다. 그 증거로 심각한 기아에 허덕이는 지역도 계속 아이들이 태어나고 있지 않는가.

반대로 음식이 풍부한 선진국은 모두 출산율이 떨어지고 있다. 어느 연구에서는 현재 일본 남성의 정자수는, 패전 직후의 식량난 시대에 비해 절반 이하가 되었다고 한다. 이것이 사실이라면 여성의 임신 능력도 매우 저하되고 있음에 틀림없다. 음식의 풍부함은 수명을 연장하는 한편, 생명력을 쇠퇴시키고 있다는 것이다. 이것은 풍부함에 죄가 있는 것이 아니라 과식하고 편식하는 우리들이 나쁜 것이다.

5. 40세와 면역력

　노화를 방지하기 위해서는 항산화물질과 함께 면역 조성물질을 섭취하는 것도 필요하다. 사람의 몸은 60조 개의 세포와 그것을 지키는 1조 개의 면역 세포로 교묘하게 성립되어, 외부에서 침입해 오는 생체 이물질에 대항하고 있다. 말하자면 60명의 시민에게 1명의 경찰관이 치안을 유지하고 있는 것이라고 할 수 있다.

　어릴 때는 면역력은 아직 없지만 모유에 포함되어 있는 성분중에 면역을 높이는 물질이 있어, 어린이는 어머니의 힘을 빌려 자란다. 이윽고 스스로 면역력을 가지게 되면 몸의 성장과 병행해서 면역력도 20세까지 상승해 최고치가 된다.

　최고치가 약 20년 동안 계속되다가, 이것도 40세가 지나면 쇠퇴하기 시작해 50대 이후에는 사람에 따라서는 급격하게 떨어지게 된다. 어떻게 그것을 알 수 있는가 하면 젊었을 때는 감기에 걸려도 빠른 시간내에 낫는다. 젊었을 때는 상처를 입어도 쉽게 낫는다. 그만큼 회복력이 강하지만 40대, 50대가 되면 상처가 낫기 어렵게 된다. 골절이라도 젊었을 때는 불과 1, 2개월 정도면 회복하게 되지만 60세가 되면 치유되기가 힘들어진다.

　면역 조정물질이 적어지게 되면, 감기에 걸려도 전보다 치료하기 어렵다. 그때까지 암세포라든가 다른 이물질이 이 시기부터는 증가하게 된다. 이것은 면역력이 떨어졌기 때문이다. 그런 나이가 되면 면역을 높여주는 물질을 음식에서 적극적으로 섭취해야 한다.

거기에는 식품의 다당류라든가 유산균, 특히 균식이 효과적이다. 산의 풀, 아욱, 순나물, 뱀장어, 미꾸라지, 내장, 살코기, 뼈 등의 점성을 가지고 있는 식품이라든지 균식품으로는 버섯류, 그리고 메주, 김치, 유산균 식품도 들어 있다. 이러한 것을 먹으면 면역력은 그다지 쇠퇴해지지 않는다.

최근 화제가 되고 있는 기능성 식품의 효능으로 「생체 방어」와 「노화억제」가 있는데, 이러한 식품은 면역 조정물질을 포함하고 있다고 생각한다. 젊음을 유지하기 위해서, 또 암을 예방하기 위해서는 면역을 높여주는 물질을 될 수 있는 대로 식품에서 섭취하는 것이다.

6. 식품은 원래 이물질(異物質)

알레르기는 일정량을 초과하면 발병하는 것이 많다. 현재 식품 알레르기를 일으키기 쉬운 알러겐(알레르기의 원인)으로 3대 식품은 계란, 우유, 육류인데 그 이외에도 대두, 어류, 쌀, 우동 등이 알레르기를 일으키기 쉽다고 한다.

그 중에서도 계란과 육류가 가장 문제가 되는 것은 이 두 가지가 우리들의 식생활에 있어서 매우 광범위하게 사용하고 있기 때문이다. 예를 들면 식물성 기름인 경우 프라이, 어묵, 포크 커틀릿(돈가스), 볶은 음식, 드레싱, 포테이토칩 등의 튀긴 스낵 과자류 모든 것이 관계된다.

계란도 오믈렛, 삶은 계란 외에 마요네즈, 케이크, 아이스크림 등 계란을 재료로 사용한 식품은 매우 많다. 이 두 가지로 알레르기를 일으 킨다면, 먹을 수 있는 식품이 매우 제한된다. 따라서 먹는 빈도와 양이 영향을 받기 때문에 자신의 체질이 어떤가를 아는 것이 중요하다.

알러겐이 되는 식품은 모두 오랜 기간 인간이 안전한 식품으로 이용 해오던 것이기 때문에 말하자면 몇백 년이나 걸친 인체 실험의 결과, 「먹어도 괜찮다」라고 하는 것인데 현대인은 왜 알레르기를 고민하고 있는 것일까.

한 가지 현대 문명이 가져온 공해나 화학물질에 의한 영향도 있겠지 만 한 가지 더 생각하면 식품에 대한 인식을 새롭게 할 필요가 있다. 그것은 「식품은 원래 인간의 몸에 이물질이다」라는 인식이다.

결론을 말하자면 장에서 분비되는 소화 효소가 알러겐을 분해하는 것에 의해 알레르기를 일으키는 활성을 잃어버리는 것이다. 그러한 것 에 의해서 우리들은 알러겐이 되는 식품의 단백질을 영양원으로 섭취 하는 데 성공하고 있다.

이물질(異物質)을 섭취해서 영양으로 할 수 있는 것은 몸의 조직이 정상적인 기능을 한다는 뜻이다. 따라서 무엇보다 중요한 것은 원래 몸 의 기능을 상실하지 않는 것이다.

7. 면역을 높일 수 있는 식품

감기가 유행해도 걸리지 않는 사람이 있다. 「정말 건강하구나」라고 말할 수도 있겠지만 이것은 체질에 면역력이 강한가 약한가의 문제이다. 면역력은 주로 흉선(胸線)이라는 곳에서 면역세포에 의해 만들어지는 것인데 나이를 먹을수록 세포의 수가 줄어든다.

인간의 몸은 따뜻한 영양 덩어리여서, 세균에게는 환경이 좋은 안식처가 되기 때문에 끊임없이 침입당하고 있다. 면역세포는 항상 이 불법 침입자와 싸워야 하는 것이다.

나이를 먹으면 왜 면역력이 약해지는가. 면역세포가 적을 공격하는 무기로 인터로킨이라는 것이 있는데, 이 무기의 제조 능력을 조사해 보면 노인은 젊었을 때의 1/10까지 떨어져 버린다.

그뿐만이 아니라 면역세포의 싸움도 좋은 가감이 된다. 지휘 면역계통이 문란해지고 심할 때는 아군 적군 구별 없이 발포하기도 하고 급히 도망가 버리기도 한다. 이렇게 되면 신체는 적의 공격에 무방비한 상태가 되고 체내의 면역이라는 병력은 붕괴되고 만다.

면역력이 나이를 먹음과 동시에 쇠퇴해져 가는 것은 어떤 의미에서는 멈추게 할 수 없다. 인간은 한정된 수명(천명)이라는 것이 있고 살아가는 것은 그 수명을 향해 가는 것이기 때문이다. 단지 수명이 모든 사람들에게 같다면 단념할 수 있겠지만 이것이 개인에 따라서 차이가 크다. 외적으로 젊음에 큰 차이가 있듯이 면역력도 큰 개인차, 지역차이가 있다.

예를 들면 장수마을로 명성이 높은 85세 노인과, 다른 마을 노인의 면역력을 비교한 연구에 의하면 장수 노인의 면역력은 다른 마을의 70세 노인과 같았다. 장수 마을에는 면역력을 쇠퇴하지 않게 해 주는 좋은 환경, 좋은 조건이 있다는 것이다.

지금 알 수 있는 것은 면역력의 강약은 식생활과 밀접한 관계를 가지고 있다는 것이다. 여러 종류의 비타민, 미네랄의 부족이 면역력을 저하시키고 있다. 영양 부족도, 영양 과다도 면역력을 저하시킨다. 이렇듯 면역력이 어떻게 변화하고 있는지를 최근들어 알 수 있게 되었다.

면역력을 높이는 식품은 많이 발견되어 있지만, 지금 권하고 싶은 것은 버섯류, 참깨, 녹차, 해조류, 허브류, 녹황색 채소류 등이다. 이러한 모든 것은 항산화력을 가진 식품으로 신체에 나타나는 독을 없애는 작용을 가지고 있다. 다음으로는 미식과 소식의 실천이다. 이것만 지키면 당신은 반드시 10년은 젊어질 것이다.

8. 현미식의 단점

우리나라 사람의 주식은 쌀인데, 이 쌀을 둘러싼 한 가지 논란이 있다. 「현미식이 좋다」, 「백미가 좋다」는 것이다. 나의 정직한 생각을 말하자면 인간이 좋아하는 것은 다양하기 때문에 자신이 좋다고 생각하는 쌀을 먹으면 되지 어느쪽이 좋다고 말할 필요는 없다고 생각한다.

단지 「현미식이 절대적으로 좋다」고 하는 이론이 있는데, 세계에서 쌀을 주식으로 하고 있는 많은 민족이 그 대부분은 백미를 먹고 있다. 이 사실은 무엇을 말하는 것일까. 오랜 기간에 걸쳐 쌀을 먹는 민족이 선택한 식습관이 결국은 백미에 가까운 형태라는 것이다.

백미와 현미를 비교해 보면 영양소에서는 모두 현미가 우세하다. 그러나 「따라서 현미가 좋다」고는 할 수 없다. 현미식의 결점을 한 가지만 들어보면 바로 인산의 과다를 들 수 있는데 인은 칼슘과 대항하고 있기 때문에 현미식은 칼슘을 많이 섭취해야 한다. 즉 현미식으로는 칼슘이 부족되기 쉽다는 말이다. 그것은 현미에는 백미의 약 2배의 칼슘이 포함되어 있는데 흡수 효율이 백미의 1/6로 매우 나쁘기 때문이다. 그를 위해서는 부식으로 칼슘을 섭취할 필요가 있지만 현미식은 미각상의 문제도 있고 부식도 한정되어 있기 때문에 칼슘 부족이 되기 쉽다. 칼슘은 일생을 통해서 없어서는 안될 미네랄로 노화 방지에도 도움이 되는데 그것이 부족하기 쉬운 식사 방식은 조금 문제라고 생각한다.

현미식을 실천할 경우에는 이 점을 잘 생각해서 칼슘이 부족하지 않도록 해야 한다. 참깨, 녹미채, 표고버섯 등 충분히 섭취하면 칼슘 부족은 면할 수 있을 것이다. 나는 현미식도 실천했던 적이 있고, 그 장점도 이해하고 있지만 식량이 풍부한 시대에는 현미식을 고집할 필요는 없다고 생각한다.

결론적으로 말하자면 현미는 그것이 포함하고 있는 물질에 문제가 있고 백미는 영양소의 부족에 문제가 있기 때문에 백미를 먹고 다른 부식물로 그 부족을 보충하면 좋다는 것이다.

9. 빵의 개성

미국, 유럽에 가면 빵이 맛있다고 느끼는 것은 저자뿐만이 아니다. 우리나라에 있을 때는 거의 세끼 쌀밥을 먹었는데 외국에 가면 빵을 먹어도 조금도 불편하지 않다. 빵이 그 자체로도 맛있기 때문이다.

그러나 최근에는 외국의 빵도 변하고 있는 듯하다. 잘 정맥한 밀가루를 사용한 부드러운 흰 빵 외에 전분 등을 섞은 흑빵도 자주 나온다. 이것은 건강을 생각한 변화라고 생각한다.

세계 각국을 여행하면서 내가 가장 맛있다고 느낀 것은 오스트레일리아와 독일의 빵이었는데, 경제가 그처럼 피폐해 있던 러시아의 빵도 맛은 꽤 있었다. 외국문화를 잘 받아들이는 일본인도 이 빵에 대해서는 흉내 낼 엄두도 내지 못하고 있다. 쌀밥이 일본의 기후와 풍토에 맞기 때문이다.

통계를 보면 쌀의 소비가 줄고 빵이 늘어나고 있다. 이 현실을 생각할 때, 우리나라의 빵은 더욱 건강을 위한 것으로 변해야 한다. 외국에서는 빵을 반드시 주식으로 취급하고 있지만 우리나라의 식탁에 있어서 빵의 위치는 레스토랑에서 「빵으로 하시겠습니까, 밥으로 하시겠습니까」에서 상징되는 것처럼 빵은 밥 대신 쓰이기 시작한 것이다.

우리나라의 빵도 놀랄 만큼 맛있는 것이 있다. 단지 그러한 빵은 극히 제한된 지역에서밖에 얻을 수 없는 것이 보통으로 그런 상점이 아직 적다는 것이 유감이다. 손쉽게 손에 넣을 수 있는 빵은 상당히 광범위하게 판매하고 있는 커다란 식품공장 제품으로, 이 종류의 빵은 유통

사정상 아무래도 획일적일 수밖에 없다. 빵에도 개성이 있어야 된다고 생각한다.

예를 들면 수험생용 빵은 어떤가. 빵은 야식으로 생각하고 있기 때문에 심한 스트레스를 받는 그들에게 레시틴을 주기도 하고 섬유질이 많은 빵 등을 먹게 하는 것이다.

사람이 40세를 지나면 노화의 길을 걷기 시작하는데, 비타민, 미네랄이 많은 노화 방지 빵도 등장해야 한다고 생각한다. 최근 기능성 식품이 주목받고 있는데 이러한 빵이야말로 기능성 식품이라고 부르는 것이 옳다고 생각한다. 자신이 구워서 빵의 맛을 아는 것도 좋은 방법이다. 빵 굽는 기계를 사용하면 지금은 가정에서도 구울 수 있다. 빵의 진짜 맛을 알기 위해서는 자신이 직접 구운 것이 가장 좋다고 생각한다.

10. 어류와 김

최근의 식사생활에서 변한 것 중의 하나로 어류를 먹는 사람이 줄어들었다. 오랜 기간 우리나라 사람의 동물 단백질원의 역할을 완수했던 어류는 지금 육류로 대체되었고, 특히 어린이는 어류를 잘 먹지 않는다.

어류에는 뇌의 움직임에 좋은 EPA(에이코사펜타엔산)이라는 지방산이 포함되어 있어 자라나는 어린이나 기억력이 쇠퇴하기 시작하는 중장년, 치매의 걱정이 있는 고령자에게도 먹을 것을 권하고 싶은 것인데, 식습관은 하루 아침에 변하는 것이 아니다. 그래서 어류 대신 비슷한 영양소를 가지고 있는 김을 먹을 것을 권하고 싶다.

김에 포함되어 있는 영양소는 풍부하지만, 지금 내가 주목하고 있는 것을 들어보면 우선 EPA를 들 수 있다. EPA는 뇌의 기능을 높여주는 작용이 있고 김 한장(3g)에는 30~40mg이나 포함되어 있다.

김에는 타우린이라는 아미노산도 풍부하게 포함되어 있다. 타우린은 성인병을 일으키는 콜레스테롤의 축적을 막는 작용, 간장의 기능을 높여주는 작용, 감기·결핵 등의 바이러스성, 세균 감염의 예방, 류마티즘이나 혈압조정 등 많은 효용이 인정되고 있다. 문어, 오징어, 바지라기 등에도 많이 포함되어 있는데 김이 훨씬 먹기 쉽다.

어류 이외에 이렇게 EPA가 풍부하게 포함되어 있는 음식은 없다. 주로 꽁치, 정어리, 고등어 등 평범한 어류에 많이 포함되어 있는데 어류를 싫어하면 섭취하기 어렵다.

조혈 비타민으로 알려져 있는 비타민 B_{12}는 이것이 부족하면 악성 빈혈을 일으킨다. 빈혈이라면 철분부족을 항상 머리에 떠올리겠지만, 철분과 함께 비타민 B_{12}도 부족해서는 안 된다. 또 비타민 B_{12}는 장에 분비된 담즙산을 빠르게 밖으로 배출하는 작용도 있다. 담즙산이 과잉되면 발암의 위험이 있기 때문에 비타민 B_{12}는 간접적으로 발암 방지 효과가 있게 된다. 비타민 B_{12}는 육지의 야채에는 거의 없고, 동물의 내장에 많기 때문에 보급을 위해서는 소, 돼지고기의 내장을 먹지 않으면 안된다. 특히 여성은 「내장은 냄새가 나서 싫다」고 하는 사람이 적지 않다. 그러한 사람은 대신에 김을 먹어야 한다.

김에는 이 비타민 B_{12}도 풍부하게 포함되어 있어 하루 3장 먹으면 필요량은 충분하다. 또한 김에는 비타민 A_1, 비타민 B_1, 비타민 B_2, 나이아신, 비타민 C, 코린, 비타민 E 등도 포함되어 있기 때문에 가장 좋은 비타민원이라고 할 수 있다.

11. 계란의 올바른 섭취법

계란은 양질의 정도를 나타내는 단백질계수가 모든 식품 중 최고로 뛰어난 단백질 식품이지만, 먹는 방법에 따라서는 마이너스적인 면도 나타나는 것으로 먹는 방법에 주의할 필요가 있다. 지금 사람들이 가장 주의하고 있는 것은 함유되어 있는 콜레스테롤일 것이다.

계란노른자(약100g)에 포함되어 있는 콜레스테롤양은 1,300mg으로 다른 식품에 비해 많기 때문에 「무서워서 못 먹겠다」고 하는 사람의 기분도 알 수 있다. 그러나 단백질원으로서 비타민, 미네랄원으로서의 유용성을 생각하면 이것을 식품 리스트에서 제외시킬 수도 없다. 성장기를 지난 사람에게도 하루 2개는 안정권이라고 생각할 수 있다.

계란은 요리법으로 소화의 정도가 달라진다. 가장 소화가 잘되는 것은 반숙란, 다음으로 날계란, 그 다음으로 완숙된 계란이며 가장 소화가 안되는 것은 오믈렛이다. 그러나 흡수율 면에서는 모두 같기 때문에 걱정할 필요는 없다.

익힌 계란의 노른자가 파르스름한 것이 있는데, 그것은 함유 아미노산이 철분과 반응한 결과로 너무 익혔을 때 일어나는 현상이다. 이러한 익힌 계란은 영양가치가 상당히 손실되었다고 할 수 있다.

계란에서 문제가 되는 것은 알레르기를 일으킨다는 것이다. 현재 알러겐 3대 식품이라고 하는 것은 우유와 식물성 기름과 계란으로 알레르기성 비염, 아토피성 피부염 등을 일으킨다. 그 계기는 과식에 있는 듯하기 때문에 과식하지 않도록 주의하길 바란다.

계란은 먹혀지기 위해서 닭이 알을 낳는 것이 아니라 자손을 남기기 위해서 낳는 것이기 때문에 거기에는 노른자와 흰자를 풀어두면 항비타민이 생긴다. 이것은 자기방위를 위한 것이라고 생각한다.

따라서 날계란을 밥과 함께 먹을 때 막 낳은 신선한 것을 바로 먹으면 영양만점이지만 시간이 지나면 오히려 위험해질지도 모른다. 계란을 잘 먹는 외국에서 생식 습관을 거의 볼 수 없다는 것도 주의할 점이다.

또 계란의 껍질은 살모넬라균(식중독에서는 매우 중증이 된다)으로 오염되어 있을 가능성이 있으므로, 깨뜨릴 때는 바깥쪽이 내용물에 닿지 않도록 주의할 필요가 있다. 그리고 깨뜨린 계란은 빨리 요리하고 장기간 방치하지 말아야 한다.

12. 단백질의 과잉섭취

「단백질이 부족하다」는 말이 유행했던 적이 있다. 심한 식량난을 경험한 세대는 「단백질이야말로 가장 중요한 영양소」라고 배우며 성장했다. 또 아프리카의 굶주린 어린이들의 배가 볼록하게 튀어나온 것이 단백질이 부족해서 온 것이라는 것도 단백질의 중요함을 알게 하는 기묘한 설득력을 가지고 있는 것이다.

그러나 지금은 어떤가. 지금은 역으로 단백질을 조금만 섭취하는 것이 오래 살고 노화속도도 느려진다는 것으로 생각되어지고 있다. 하루의 단백질 필요량은 70g으로, 그것은 너무 많다고 하는 전문가도 증가하고 있다. 단백질의 섭취과잉에 의문을 가지게 된 것은 탄수화물, 지방과 비교해 보면 가장 빨리 부패하고 악취를 내기 때문이라는 발상에서이다. 알기 쉽게 말하면 「같은 일이 체내에서 일어난다」는 것이다. 장안의 유산균의 균형이 정상인데 단백질이 갑자기 들어오면 완전히 소화되지 않고 유독물질이 생성되어 여러 가지 장해를 일으킨다. 예를 들면 비타민 B_6이 부족하면 호모시스테인이라는 유해물이 생기고 이것이 혈관이나 심장 등의 조직에 상처를 입힌다. 또 유독물의 한 가지로서 생성된 암모니아가 요소로서 배출될 때 미네랄을 함께 가지고 나가는 것 등의 문제가 있다.

단백질의 정량은 최신 데이터에 의하면 체중 1kg당 0.75g이라고 한다. 이렇게 계산하면 체중 60kg인 사람의 하루 필요량은 45g밖에 안된다. 또는 체중의 1/1000. 이렇게 하면 체중 60kg인 사람은 60g이 된다. 양은 이 정도로 좋지만 우리들이 실제로 식사에서 단백질을 섭취할 때는 단백질 식품의 중량과 필요 단백질의 양을 혼동하지 말아야 한다. 예를 들면 하루 60g의 단백질이 필요하다고 해서 그것을 쇠고기 스테이크로 생각해서 쇠고기 60g을 먹어서는 부족하게 된다.

쇠고기 100g의 단백질은 19.6g이기 때문에 60g을 섭취하기 위해서는 300g의 스테이크를 먹어야 한다. 물론 다른 식품에서도 섭취할 수 있기 때문에 육류를 이렇게 많이 먹을 필요는 없다. 그리고 단백질은 가능한 한 양질의 것을 먹어야 한다는 것이 필수조건이다. 양질의 정도를 단백질계수라고 하는데 이 최고치(100)는 계란, 바지라기이다. 80% 이상을 말한다면 정갱이, 정어리, 꽁치, 청새치, 오징어, 쇠고기, 돼지고기, 닭고기, 로스햄, 치즈 등이 그것이다.

13. 위산과다에 효과적인 식습관

관절염약을 장기간 복용하면 위산과다가 되어 속이 더부룩해 진다. 가슴앓이나 위산과다에는 제산제가 자주 사용된다. 위산을 알칼리로 중화시키기 때문에 마실 때는 혐오감을 느끼지만 계속 복용하면 약에 의존하지 않으면 항상 가슴앓이와 같은 상태가 되기 때문에 가능한 한 자연스럽게 해소해야 한다. 그 한 방법으로 물을 마시는 것이 좋다. 스낵 과자나 튀긴 음식을 많이 먹은 듯했을 때 가슴앓이를 하는데 몸에 수분이 없기 때문이다. 따라서 물을 보급해 주면 좋다.

단 마시는 물은 오염된 수돗물은 안 된다. 정수기 등으로 거른 질 좋은 물을 마시도록 하자. 녹차도 꽤 효과적이다. 식사 후에 차가 나오는 것은 그런 의미에서 이유가 있는 것이다.

녹차에 포함되어 있는 카테킨류(탄닌)가 가슴앓이를 일으키는 성분을 흡수해 주기 때문이다. 일반적으로 입과 식도 주위에 타는 듯한 불쾌감이 생기는 것이 가슴앓이인데, 이것은 위액이나 십이지장액이 식도로 역류해와서 식도 점막을 자극하기 때문이다.

녹말이 많은 고구마나 감자를 많이 먹었을 때 일어나는데, 보통은 식습관일 경우가 많다. 그러나 그 중에서는 식도염, 위궤양, 십이지장궤양의 초기에도 일어나기 때문에 가볍게 보는 것은 금물이다. 정도가 지나치면 몸에 좋지 않은 사태가 발생하기도 하기 때문에 손쉽게 약으로 해소하지 말고 더 진행하지 않도록 정확한 진단이 필요하다.

물을 마시는 것이 가슴앓이를 일어나지 않게 하는 방법인데, 그 외에 채소, 해조, 버섯류 등 섬유질이 많은 것을 먹는 것으로도 가슴앓이는 막을 수 있다. 그러나 가장 좋은 것은 과식하지 않는 것이다.

나는 단음식을 좋아하는데 아무리 좋아해도 초콜릿을 한 개나 두 개 이상을 먹으면 가슴앓이가 일어난다. 따라서 결코 과식하지 않도록 한다. 잘 먹는 사람은 위약에 의존하면서 꾸역꾸역 먹지만, 그러한 식습관은 위장을 약하게 해서 위궤양이나 위암으로 연결될 수도 있다.

위는 혹사되는 장기의 하나다. 뜨거운 것, 차가운 것, 짠 것, 매운 것, 단 것, 신 것, 화학물질, 농약, 중금속 실로 많은 것을 받아들여 그것을 소화시키고 흡수 배설하도록 하는 기관이다. 가슴앓이 단계에서 치료가 되어 후회 없도록 해야 한다.

14. 젊음을 주는 식품

고등어, 바다가재, 자라, 뱀장어. 여기에 공통되는 것은 얼핏 보기에 비린내 나는 생선 같지만 그것에 반비례할 만큼 맛이 좋고, 모두 끈적끈적한 물질을 포함하고 있다는 것이다.

옛날부터 끈적끈적한 식품에는 강장효과가 있다고 말하고 있다. 한마디로 끈적끈적한 식품을 식물성과 동물성의 2종류로 나누면 메주, 참마, 버섯류, 아욱, 해조, 순채 등이 식물성이고, 뱀장어, 미꾸라지 등은 동물성 끈적끈적한 식품이다.

그 이외도 식품에 점성은 없지만, 조리하면 끈적한 물질이 나오는 식품도 있다. 예를 들면 삶은 어류에서 나온 엉김, 닭국에서 나온 끈적한 국물, 자라요리, 해조요리 등과 같이 식물성과 동물성을 불문하고 이러한 식품은 「점성이 있다」고 말한다.

이러한 식품의 끈적함의 정체는 동물계, 식물계 또는 메주, 버섯과 같은 미생물계도 있으며, 끈적끈적한 물질은 다당류라고 한다. 다당류란 글루코스, 갈락토스 등의 단당류가 다수 결합된 점성을 가지는 것이 특징이고, 체내에 들어오면 면역을 높이는 작용을 한다.

끈적끈적한 물질을 분석해 보면 여러 가지 성분 중에서 콘드로이친 유산이라는 것이 있다. 이 물질은 성인병 예방이나 노화방지에 효과가 있다고 한다. 미국의 학자인 크랜달 박사는 콘드로이친 유산을 위의 점막을 보호하기 위해서 사용하면 통증을 치료하는 데 효과가 있다는 것을 발견한 것이 처음으로, 그 후 동맥경화의 예방, 요통, 신경통 등 진정

효과를 확인할 수 있었고, 의약품에도 이용되게 되었다.

또 피부의 탄력성에도 관계가 있다는 것을 알 수 있었고 지금은 성인병 예방과 노화방지의 특효약이라고까지 말하게 되었다. 콘드로이친 유산은 체내에서 합성되지만, 나이를 먹을수록 합성 능력이 저하된다는 것을 알 수 있다.

합성능력이 떨어지면 체내의 보수성(補修性)이 떨어지고, 또 영양도 충분히 쌓이지 못하게 되기 때문에 특히 질병이 아니더라도 잘 피로해지고 끈기가 없어지고 피부의 윤기가 없어진다. 그럴 때 식품으로 섭취할 필요가 있다. 끈적끈적한 물질은 연골, 뼈, 힘줄, 혈관벽 등에 많기 때문에 동물의 이러한 부분을 먹으면 콘드로이친 유산을 보급할 수 있다. 체내에서 끈적끈적한 물질이 있는 곳은 보수성이 뛰어나고 물이나 영양분이 쌓여 있다. 콘드로이친은 관절 연골의 원료이기 때문에 노인 관절염의 예방이 된다.

15. 젊음을 유지할 수 있는 식생활

언제까지나 젊게 살고 싶다 — 인류의 긴 역사에서 누구나 머리속에 그려왔음에 틀림없는 이 소망은 유감스럽게도 충족되었던 적이 별로 없었다. 사람이 왜 늙는지 알지 못한 채 그것을 정지 시킬 수 있는 방법도 발견하지 못했다.

현대 의학에서 그것은 거의 해명되어지고 있으며, 우리들은 그 진짜 의미로 「젊음을 유지하는 것」이 가능해졌다. 그 핵심은 ① 좋은 물을 마신다, ② 과식하지 않는다, ③ 항산화물질을 섭취한다 등의 3가지다. 이 3가지를 착실하게 실행하면 노화 속도는 잘못 볼 정도로 달라진다.

첫번째의 「좋은 물을 마신다」라는 것은 세계의 장수지역을 조사해 보면 곧 납득이 갈 것이다. 장수지역에 공통되는 것으로 반드시 물의 질이 좋다는 점이 있기 때문이다. 좋은 물을 마시고 있는 사람이 오래 사는 것은 어째서일까. 인간의 육체의 2/3는 수분으로, 세포 하나하나에 물이 들어가 물을 매체로 해서 생명활동을 하고 있기 때문에 그 물의 질이 나쁘면 몸의 여기저기에 고장이 나는 것은 당연하다. 예를 들면 커리와 같은 채소를, 좋은 물과 보통 물로 재배해서 수확 후에 비교해 보면, 보통 물은 1주일 만에 시들어 버리고 좋은 물은 2주일 이상도 촉촉함을 유지한다. 이것은 세포 하나하나에까지 좋은 물이 침투해 있기 때문이다.

두번째의 「과식하지 않는다」는, 옛날부터 말해져왔던 것이지만, 그 이유는 과학적으로 증명되었다. 과식하면 체내에서 독을 만들기도 하고 유전자를 상하게 해서 질병을 일으키는 물질(유리 산소 요소)이 생성되는 것이다.

새로운 자동차라고 해도 가솔린을 무한히 소비하는 것은 아니다. 새로운 텔레비전도 영원히 브라운관에 영상을 비출 수 있는 것은 아니다. 거기에는 한계라는 것이 있다. 우리들이 일생동안 소비하는 칼로리도 같은 것이다. 따라서 조금씩 사용해서 장기간 가져갈 것인지, 펑펑 사용해서 단시간에 끝낼 것인지가 문제가 된다. 과식이라는 것은 분명히 후자에 속하는 생활 방식이다.

세번째의 「항산화물질을 섭취한다」는 몸의 녹을 방지한다는 의미에서 필요한 것이다. 최근에는 항산화물질에 대한 연구가 진행되어 종래부터 알려졌던 항산화 비타민(A, C, E) 외에 β-카로틴, 조효소 α-10, 카테킨 등 새로운 것들이 계속해서 발견되고 있다. 이러한 항산화물질은 신선한 채소, 차, 해조류, 곡류, 콩류, 신선한 생선, 육류 등 많은 식품에 풍부하게 포함되어 있다. 이상 3가지 핵심을 지키는 식생활을 실천하면 외적인 젊음도, 육체적인 젊음도 다른 사람들이 부러워하는 정도의 차이가 생길 것이다.

16. 메주는 스태미너식

메주는 우리나라의 균식품 중의 걸작이라고 불리는데 정말 훌륭한 가공식품이다. 대두의 영양을 완전히 빼내서 발효시켜 영양가가 첨가되었고 소화가 잘되고 또 간장, 된장과 달리 염분이 거의 없다는 것도 강점이다.

메주는 짚에 부착되어 있는 메주균에 의해 발효되어 특유한 맛과 향기를 가지게 되는 것이다. 어떤 우연에서 삶은 콩이 새끼줄에 일정기간 방치되어 메주가 된 것으로, 그것을 발견한 것은 인간이 먹고 병에 걸리게 된 것이 시작이었다.

일반적으로 전해지는 메주의 역사는 나라시대에 중국으로 건너간 스님이 우리나라로 가지고 돌아온 것으로 절에서 만들어졌다고 한다.

메주에는 소화에 좋은 아미노산 외에 비타민, 미네랄, 효소류 등이 포함되어 있다. 메주를 먹으면 메주균이 장안의 유산균의 번식을 도와 변비나 설사의 예방, 비타민 B군의 합성, 단백질 흡수율의 향상, 게다가 항암작용 등 다방면에 걸쳐 몸에 좋은 작용을 해준다.

메주는 끈적끈적하게 실처럼 늘어지지만 이것은 무틴이라는 메주균에서 분비되는 글루타민산 중합체로 무틴은 위장을 보호하고 위궤양이나 위암 방지에 도움이 되는 외에 스테미너를 키우는 작용도 있다.

또 메주에 포함되어 있는 비타민 B_2는 신진대사의 작용을 활발하게 하고, 체력을 키우고 피로회복에 도움이 된다. 비타민 B_1은 단백질이 없으면 체내에서 잘 이용되지 못하지만 주성분이 대두 단백질인 메주는 걱정 없다.

메주에는 항산화 비타민인 비타민 E도 포함되어 있다. 비타민E는 말초 혈관의 혈액순환을 좋게 하고 성인병을 예방하고, 노화 방지에도 큰 힘을 발휘한다. 더욱이 대두에 포함된 유기질이 변비를 예방하고 체내에 침입한 독물질, 이물질을 빨리 배설하도록 해주며 대장암 예방에도 좋다.

냄새 때문에 먹기 힘들다는 사람도 있지만, 거의 완전식에 가까운 영양 만점 균식품은 더욱 개발되어야 하며, 이 일은 영양학자나 식품회사에서 더욱 연구 발전시켜야 한다.

17. 카로틴의 작용

자연계는 유독하기도 하고 발암성이 있기도 하는 등 몸에 위험한 물질이 많이 있지만 그와 비슷하게 몸에 좋은 물질도 존재하고 있다. 비타민 C, 비타민 E 등은 그런 종류의 물질로 특히 노화를 촉진하는 과산화지질(몸의 녹)의 생성을 억제하기 때문에 항산화 비타민이라고 불리고 있다.

카로틴도 이러한 종류의 물질인데, 최근의 연구에서 카로틴에는 지금까지 생각해 왔던 것 이상의 좋은 기능이 있다는 것을 알게 되었다. 카로틴은 비타민 A의 전구물질로 알려졌고 다음과 같은 지식은 대부분의 사람들이 알고 있다.

「비타민 A를 섭취하려면 카로틴을 섭취하면 좋다.」

「당근이나 호박 등 색깔이 짙은 야채류에 포함되어 있다.」

「카로틴은 몸안에서 비타민 A가 된다.」

「단, 지용성 비타민이기 때문에 너무 많이 섭취하는 것은 좋지 않다.」

비타민의 관점에서 보면 무엇이나 정답이지만 카로틴은 비타민 A의 전구체일 뿐만 아니라 독자적인 기능을 가지고 있다. 몸안에 들어온 카로틴은 약 1/3이 비타민 A로 전환되고 나머지는 카로틴으로 그대로 흡수되어 강력한 항산화제로 작용한다. 따라서 카로틴을 섭취하는 것은 비타민 A와 관계없고, 카로틴 독자적인 기능에 의해 노화 방지나 암억제에 도움이 된다.

암환자의 혈액에 카로틴이 적은 것은 암퇴치에 카로틴이 동원되기 때문이라고 생각하고, 또 혈액중에 카로틴의 양이 적은 사람은 폐암에 걸릴 가능성이 높고, 기관지암, 위암, 소화기암과 카로틴양은 강한 연관이 있는 등 카로틴에 관한 유익한 연구보고가 계속 발표되고 있으며, 카로틴이 암억제나 노화방지에 작용하는 것은 거의 틀림없는 것이라고 생각한다.

한 가지 더 기쁜 것은 비타민 A에는 과잉증의 우려가 있는데 카로틴에는 그런 것도 없다. 하루 30~180mg 정도의 많은 양을 섭취해도 혈액중의 비타민A의 양은 증가하지 않는다. 카로틴은 안심하고 많이 섭취해도 된다.

녹황색 채소 100g을 먹으면 약 15mg의 카로틴을 섭취하게 된다. 최근에는 제제화된 카로틴도 팔고 있는데 천연식품에서 섭취하는 것이 흡수율도 뛰어나다. 카로틴은 파슬리, 푸른차조기, 쑥갓, 부추, 무잎사귀 등 외에 파래, 다시마, 미역 등에 많이 포함되어 있다.

18. 항산화 비타민

오래 전부터 류마티스 환자의 영양에 대하여 많은 관심을 갖고 영양에 대한 조사를 하였으나 특히 편식을 하거나 체중조절을 위한 음식 제한을 한 경우는 없었다. 다만 퇴행성 관절염 환자에서는 평균 체중보다 7kg이 증가되어 있고 류마티스 관절염 환자에게서는 5kg이 줄어 있었다.

류마티스 관절염 환자를 조사한 결과 혈중에서 폴린산, 아연, 마그네슘, 비타민 B가 부족해 있었다.

우리나라 사람의 식사 내용은 영양학회에서 발표된 바가 없으므로 미국인의 식사 내용을 소개하고자 한다.

	미국인의 식사	미국정부 권장량
총식사의 열량(%)		
단 백 질	12	12
탄수화물	46	58
지 방	42	30
불포화지방산/포화지방산 비율	0.44	1
콜레스테롤(mg)	600	300
섬유식품(g)	19.7	30~60
염분(mg)	2,300~6,900	1,100~3,300
칼슘(mg)	740	800~1,200
비타민 C(mg)	87.7	45

(1) 비타민 A

식사중 비타민 A는 정상적인 성장이나 장기 발육에 적당량이 필요하다. 비타민 A는 피를 만드는 조혈장기에 더욱 필요하다.

비타민 A 결핍증이 있을 때 심한 화농성 염증이 있으면 T-림프구의 활동이 감소된다.

비타민 A는 레티놀이라는 단백과 합쳐져서 간에 저장되었다가 필요한 조직으로 옮겨진다. 이 단백은 특히 류마티스계 질환 환자에게서 혈중농도가 낮은 것을 알 수 있다.

(2) β-카로틴

비타민 A의 전구물질인 카로틴은 햇빛을 받고 자라는 녹색식물에서 적황색의 카로티노이드로 합성이 된다. β카로틴은 비타민 A에 비하여 강력한 항산화제로 작용하여 면역항진체로 작용한다.

암이 걸린 환자에서 카로티노이드를 복용한 후 세포에 독성이 있는 T-림프구와 종양세포의 다직세포의 분비물이 증가되었다. 이것은 화학요법의 효과가 있는 것으로 분석되었다.

(3) 비타민 C

비타민 C는 수용성(水溶性)이며 세포내액 및 세포외액에서 독소를 제거하는 중요한 역할을 한다. 또한 세포 사이의 결체조직 생성에 프로라인과 라이신 단백의 수용화에 작용한다. 신경단백에도 효소로 작용하여 백혈구 내에서의 역할도 중요하다.

아스피린을 많이 먹거나 장기 복용하는 류마티스 관절염 환자에서는 비타민 C의 혈중 농도가 낮아져 있다. 그 이유는 세포내에 흡수율이 낮아지고 소변의 배설량이 증가하기 때문이다.

생리적으로 백혈구를 보호하는 작용이 있고 악성 T-림프 세포와 B-림프구와 독성세포의 증식을 억제한다. 지방의 축적을 방지하고 산화에 도움을 준다.

비타민 C는 대식세포의 유도체나 악성 산화물의 생성을 억제하여 류마티스 발병을 제한한다.

(4) 비타민 D

류마티스 관절염 환자가 하루에 필요한 비타민 D를 섭취하지 못하면 골세포의 감소를 나타낸다. 그래서 골약화와 골절을 유발한다.

최근 연구에 의하면 비타민 D는 류마티스병의 일종인 건선 (乾癬 : psoriasis)의 치료에 직접 작용한다는 보고가 있다.

섬유아세포의 증식을 제한하고 T-림프 세포의 증식에 작용하며 사이토킨 생성에 영향을 준다. 그러나 과량을 복용하면 독성이 있다.

(5) 비타민 E

「비타민 E는 항산화 비타민이므로 젊음과 미모를 위해서 많이 섭취해야 한다.」

「비타민 E는 지용성 비타민으로 몸에 축적이 되어서 해롭다.」

지용성 비타민은 과잉 섭취하면 해가 되는데, 비타민 E에 관해서는 식품에서 채취하는 한 그 걱정은 거의 없다. 단 모든 경우에 과잉에 대한 해는 있다. 하루 1g 이상 계속 섭취하면 면역부전이라는 무서운 증상을 가져오는 경우가 있다.

비타민 E는 젊어지는 비타민, 또는 수명이나 생식에 관계되는 비타민으로서 잘 알려져 있다. 비타민 중에는 「정력에 좋다」 라든지 「멈춘 생리를 다시 시작하게 한다」는 독특한 효능이 있다고 전해왔다.

이 비타민을 발견한 계기가, 생식능력이 없어진 쥐에게 비타민 E를 풍부하게 포함하고 있는 밀가루 베아유를 주었더니 번식력을 회복했기 때문에 그리스말로 「자식을 얻을 수 있다」(토코페롤)는 뜻의 이름이 붙게 된 것이다.

이 비타민은 지용성 비타민으로 음식물에서 흡수되면 간장이나 피하지방, 지방조직, 세포막 등 몸의 넓은 부분에 퍼져 존재한다. 쥐를 사용한 실험에 의하면 나이를 먹으면 눈에 띄는 기미나 주름이 생기는 것을 막아주고 수명을 연장시키는 효과가 있다고 한다.

세포는 분열해서 수명을 유지시키는데 분열 횟수에는 한계가 있다. 그것은 대체로 50회 전후라고 한다(헤이프리크 한계). 그런데 미국의 연구자가 한 실험에서 비타민 E를 첨가하면 100회 분열해도 아직 분열 능력이 쇠퇴하지 않았기 때문에 비타민 E에는 수명을 연장시키는 효력이 있다는 것을 알 수 있게 되었다.

비타민 E는 체내에서 합성할 수 없기 때문에 반드시 식품에서 섭취해야 한다. 하루의 필요량은 100mg이다. 신선한 식물성 기름에 포함되어 있는데 이러한 기름은 불포화 지방산이기 때문에 과잉섭취는 걱정하지 않아도 된다.

기름에서 섭취하면 항산화력이 강한 참깨 기름이 가장 좋을 것이다. 또 어패류, 육류, 녹황색 채소 등으로부터 섭취할 수 있다.

약국에서 캡슐이나 정제되어 팔리고 있는데 가능한 한 식품에서 섭취하도록 노력한다. 그쪽이 다양한 비타민을 함께 섭취할 수 있고 흡수율도 좋기 때문이다. 뱀장어, 은어, 꽁치, 전갱이, 굴, 고등어, 시금치, 호박, 대두, 아몬드, 해조 등에 많이 포함되어 있다.

(6) 철

철분의 결핍 증상은 아무런 증상을 나타내지 않으므로 주위에서 흔히 볼 수 있는 질환이다.

제일 흔한 것이 철결핍성 빈혈이며 이것은 성장기의 아동, 임신부와 장년기의 여성에게서 자주 볼 수 있다.

중요한 것은 염증성 질환을 앓고 있는 환자들에게 철결핍 증상이 심한 것이다. 이는 외부에서 침입한 세포들이 인체내에서 성장하는 데 필요하다는 것이다.

인체내에서 철분은 면역생성 기능에 중요한 역할을 한다. 철분의 면역효과는 PG합성에 기여한다. 철분의 면역조절 작용에 대한 기전이 확실히 정립되지 못했지만 세포의 성장과 체내 단백합성에 중요한 작용을 하는 것은 잘 알려져 있다.

(7) 구리

구리는 생물학적 조직이나 생성에 필수 영양소이며 면역기전에도 중요한 역할을 한다. 구리는 체내의 여러 곳에 분포되어 있으며 철분과 아연 다음으로 무기질을 많이 함유하고 있다.

대부분의 구리는 세룰로플라스마(ceruloplasma)와 결합되어 있으며 신체의 급성기 변환에 중요한 역할을 한다. 구리도 철분과 마찬가지로 면역기전에 중요한 작용을 한다. 이 면역 작용은 림프구 내에 있는 효소 사이크롬 C 산화제에 작용한다.

(8) 아연

아연은 대사기능 작용에 관여하므로 성장기에 필요한 필수품이다. 체내에서의 작용도 중요하지만 그 자체의 독성이 구리보다 적다.

아연을 섭취할 수 있는 음식은 육류, 생선 등을 포함하는 단백질에 많이 함유되어 있다. 아연의 흡수는 구리나 철분의 흡수와 상관관계를 갖는다. 즉, 철분이나 구리가 혈중 농도가 높을 때는 아연의 흡수율은 떨어진다. 철분과 구리는 염증성 질환에서 사이토킨 생성을 증가시킨다.

아연의 작용기전을 요약하여 보면,

① 염증성 질환에서는 아연이 감소된다.

② 철결핍성 질환이 있어 철분을 복용하고 있는 환자에게서는 아연의 흡수가 저하된다.

③ 아연의 혈중 농도가 저하되면 면역성이 저하되어 감염성 질환이 유발되기 쉽다.

④ 페니실라민이나 스테로이드제(글루코 콜티코이르)는 아연의 혈중 농도를 감소시킨다.

⑤ 대부분의 류마티스 관절염 환자에게서 식사중의 아연의 부족과 혈중 농도의 저하를 볼 수 있다.

⑥ 만성 염증성 질환에 대하여 아연은 항염증작용이 있다.

19. 식품첨가물

「식품첨가물은 일절 사용하지 않았다」고 써 있다. 조금 비싸더라도 무첨가라면 안심하고 먹을 수 있다.

식품을 선택할 때 일반 소비자가 가장 걱정하는 것은 식품첨가물이라고 하는데, 학자나 관련 전문가들 사이에서는 전혀 다른 견해가 있다는 것을 알 수 있다. 전문가가 식품에 의한 건강 피해를 볼 때 첫번째로 세균에 의한 식품오염, 전염병균, 기생충, 곰팡이독, 부패균 등이지, 일반 사람들이 눈에 가시처럼 여기고 있는 식품첨가물은 아니다.

최근에는 「무첨가」를 파는 가공식품이 인기가 모아지고 있는데 무첨가가 안심이라고 생각하는 것은 너무 조급한 판단이라고 생각한다. 식품첨가물을 첨가하지 않은 것으로 오히려 세균이나 곰팡이의 위험성은 증가하고 있기 때문이다.

식품첨가물을 일절 사용하지 않은 「무첨가 된장」이라고 들으면 보다 안심할 수 있을지도 모르지만 보존 방법을 잘못하여 유독성 곰팡이 등이 생기면 다른 새로운 위험을 맞게 되므로 결국 무첨가가 안전하다고는 할 수 없다.

가공식품 경우도 마찬가지로 가장 위험한 것은 식품첨가물이 아니라 세균에 의한 부패나 자연독에 의한 중독이기 때문에 그러한 것을 제거하는 식품첨가물을 단지 좋지 않은 것으로 보고 무첨가 식품을 선호하는 것은 안전성 확보라는 면에서 올바른 방법이라고는 말할 수 없다.

또 식습관과 식품첨가물을 비교해도 식습관에 보다 큰 위험이 있다고 생각할 수 있다. 예를 들면 과식이나 편식, 과식은 일정기간 계속되면 확실히 그 해가 나타나게 된다. 그러나 올바른 식생활을 하는데 식품첨가물의 해로 질병에 걸린 예는 없다.

제7장
류마티스성 관절염의 예방법

1. 균형있는 운동

일정량의 운동과 균형있는 생활은 모든 환자에게 적용되는 치료의 기본이다. 류마티스 관절염 환자가 해서는 안되는 운동은 거의 없다. 심하게 뛴다거나 평상시보다 무거운 것을 들 때 관절에 큰 부담을 주는 일만은 피해야 하지만 그 이외에 할 수 있는 것은 적극적으로 하는 것이 좋다.

물론 심한 운동을 얼마든지 해도 되지만 거기에는 몇 가지 제한이 있다. 류마티스 관절염의 대부분은 통증이 심한 시기와 비교적 가벼워지는 시기가 있다. 증상이 심한 시기에는 안정에 중점을 두고 증상이 개선되면 운동에 중점을 두어 생활하는 것이 기본이다. 일상생활에서는 안정과 운동의 균형이 매우 중요하다.

안정과 운동의 균형은 개인별로 상당히 다르므로 어느 정도가 좋은지 한마디로 말할 수는 없지만 일반적으로 수면시간은 하루에 8시간을 취하는 것이 좋다. 증상에 따라서는 그 밖에도 낮에 1시간 또는 오후와 오전에 각각 1시간씩 휴식 시간을 취하는 것이 좋다.

운동의 양은 「운동요법」 부분에서도 설명하였지만 움직이고 있을 때에는 통증이 있어도 안정을 취하고 있거나 다음날 통증이 없는 정도라면 무관하다. 통증이나 피로가 다음날까지 지속되는 경우는 과로이다. 이것을 염두에 두고 스스로 조절해 나가야 한다.

2. 더위, 추위, 습기에 대한 영향

류마티스 관절염 환자는 더위, 추위, 습기 등에 매우 민감하다. 특히 습기가 증상을 악화시키는 경우가 많다. 더위보다는 추위에 약하며 습기와 추위가 겹치면 한층더 괴롭게 되며 관절통이 심하게 된다. 그러나 그 중에는 추위보다 더위에 약한 환자도 있다.

추위가 류마티스 관절염에 특히 좋지 않은 것과 온도나 습도에 민감한 것은 개인차가 있으며 왜 민감한지는 아직 밝혀진 바 없다.

각 개인이 온도나 습도에 대해 느끼는 것이 미묘하게 차이가 있는데 환절기에는 상태가 좋지 않다고 말하는 환자가 많다. 추위든 더위든 그것이 계속해서 이어지면 좋지만 갑작스럽게 변하는 것은 신체의 바이오리듬이 깨어지고 더욱 관절운동에 영향을 주기 때문에 좋지 않다.

3. 방의 온도와 습도

류마티스 관절염 환자는 기후 특히 기압에 민감하며 태풍을 예측한다고까지 알려져 있다. 오래된 실험 중에 방의 온도, 습도, 기압을 조절할 수 있는 인공기상실을 만들어 거기서 류마티스 관절염 환자의 상태를 관찰한 연구가 있다. 그것에 의하면 기압이나 온도의 한 가지 요소만을 변화시키기보다 두 가지 이상을 변화시키면 증상이 악화된다고 보고되어 있다.

아무래도 습도를 낮게 하고 온도 차이도 적게 하는 것이 좋다. 난방이나 냉방이 되어 있는 방에 장기간 있거나 강하게 냉방하는 것은 좋지 않다. 가능하면 환자가 출입하는 방은 일정온도나 습도를 유지하는 것이 최상이다. 같은 의미에서, 전기장판과 같이 일부분을 덥히는 난방보다 방 전체를 덥히는 난방이 좋으며, 장마철이나 태풍 시즌 등 습기가 높을 때는 에어컨을 「건조」 상태로 하여 습기를 빼는 데 신경을 써야 한다.

기온의 변화가 좋지 않다고 해서 한여름이나 한겨울에 외출을 전혀 하지 않는 것은 지나친 것인데, 왜냐하면 인간에게는 어느 정도의 외부 자극도 필요하기 때문이다. 한겨울의 외출에는 머플러, 장갑 등을 사용하고, 한여름의 외출시에는 냉방시를 대비하여 겉옷을 지니고 외출하는 등의 배려를 하면서 생활을 즐기도록 노력 한다.

4. 침상과 이불의 조건

잘 때의 바닥은 관절을 보호하기 위하여 푹신한 것이 좋다고 생각하기 쉬운데 푹신푹신한 이불은 몸이 파묻혀 움직임이 제한되므로 오히려 좋지 않다. 다소 딱딱한 침대에서 편안한 자세로 자유롭게 하는 것이 좋다.

덮는 이불은 관절에 부담을 주지 않도록 가볍고 따뜻한 것을 택하며, 추위를 방지하기 위하여 전기담요가 좋은 것 같지만 장시간 사용하면 오히려 상태가 나빠지는 사람이 많은 것 같다. 왜 그런지는 잘 모르지만 너무 더워서 땀을 흘리는 것이 좋지 않은 듯하다.

이불과 침대 중에서는 어느 쪽이든 상관없지만 아침에 몸이 굳어지고 일어날 때 힘든 증상이 심한 경우에는 침대를 선택하는 것이 좋다.

잘 때에는 침구뿐만 아니라 자세에 대해서도 주의할 필요가 있다. 예를 들면 무릎이나 팔꿈치가 아플 때에는 조금 굽히는 것이 편안하다. 따라서 굽힌 채 잠을 자는 경향이 많은데 그러한 상태가 지속되면 무릎이나 팔꿈치의 관절이 움직이는 범위가 좁아져서 결국에는 구부러진 자세로 굳어지게 된다. 항상 무릎이나 팔꿈치를 의식적으로 편 자세로 자도록 노력한다.

무릎 밑에 베개나 담요를 대고 자면 편한데 이것도 장시간 있으면 무릎이 굽는 원인이 되므로 자세를 바꾸며 쉬도록 노력해야 한다.

베개는 목이 앞으로 굽어진 형태가 되지 않도록 가능하면 낮게 하거나 목 깊이 넣어 머리가 약간 뒤로 젖혀지는 자세가 좋다.

5. 걷는 자세와 앉는 자세

통증이 있으면 걸을 때에도 무릎을 구부린 채 걸을 뿐 아니라 부자연스러운 자세로 걷기 때문에 이것이 대퇴부 관절 등 다른 관절에 부담을 주어 근육통이나 관절통을 유발하는 원인이 된다. 그러므로 다소 아프더라도 곧은 자세로 걷도록 노력한다.

무릎을 꿇고 정좌하는 것은 무릎에 커다란 부담을 주게 되니 절대로 삼가야 한다. 의자를 사용하거나 의자가 없는 경우에는 다리를 펴서 옆으로 앉는 자세를 취하는 것이 좋다.

의자도 침대와 마찬가지로 푹신한 것은 좋지 않으며, 좌면은 딱딱하고 너무 깊지 않고 등받이는 수직이며 좌면의 높이도 발뒤꿈치가 바닥에 닿는 정도로 한다.

6. 화장실과 욕실

재래식 화장실은 무릎을 굽히는 자세가 되므로 좋지 않다. 따라서 좌변식 화장실이 좋다. 재래식의 경우에는 그 위에 좌변기를 붙여서 사용할 수 있도록 개조한다. 염증이 심할 때는 방에 이동식 좌변기를 두는 것도 좋다.

화장지도 손에 잘 닿는 곳에 두는 것이 바람직하며, 손이 부자유스럽고 뒤처리가 곤란한 사람은 더운물로 헹구어 온풍으로 건조시키는 장치가 나오고 있으므로 이것을 화장실에 설치하면 좋다. 변기에 히터가 들어와 따뜻하게 변기만을 덥히는 간단한 난방변기도 있다. 이것을 설치하면 겨울철에도 화장실에 쉽게 갈 수 있으며, 변을 보는 동안 편안함을 느낄 수 있다. 또 무릎 염증이 심하여 앉았다 일어나는 것이 불편한 경우에는 화장실 벽에 손잡이를 붙이면 편리하다.

욕실도 바닥이 미끄럽지 않은 자재를 깔거나 매트를 까는 등 일어났다 앉을 때 무릎이나 대퇴부에 부담이 가지 않도록 여러가지 세심한 주의를 기울일 필요가 있다. 목욕의 온도는 39~40℃ 정도의 미지근한 정도가 바람직하며 욕조에 천천히 들어가 그 속에서 관절을 움직이는 운동을 한다. 온열요법의 온천에서도 설명한 대로 욕조 속에서는 부력에 의하여 몸이 매우 가벼워지므로 평상시에 잘 움직이지 않던 관절도 잘 움직일 수 있다.

입욕제는 몸을 잘 데워주고 보온효과가 있어 사용하면 좋은 사람도 있지만 사람에 따라 삼가야 하는 경우도 있다.

몸을 씻을 때에는 손잡이가 붙은 브러시나 수건을 사용하며 머리도 역시 손잡이가 붙은 브러시에 샴푸를 묻혀 감으면 손이 닿지 않는 부분까지도 혼자서 씻을 수 있다.

7. 세면과 가사일

아침에 일어났을 때 몸이 굳어지는 증상이 있는 사람은 일어나서 30분에서 1시간 정도는 손가락의 움직임이 부자유스러운데, 이럴 때는 세면기에 40~42℃ 정도의 물을 받아 3~5분 정도 손을 덥히면 효과가 있다. 그 후 세면을 하면 되는데, 수도꼭지는 레버식이 이상적이다.

가사일도 가능하다면 해도 좋은데 설거지나 빨래를 할 때에는 차가운 물로 하지 않도록 한다. 무릎 염증이 심한 사람은 높이를 조절할 수 있는 의자를 사용하여 가능하면 앉은 자세에서 일을 하도록 한다. 전자

레인지, 식기세척기 등을 사용하는 것도 좋다. 냄비나 프라이팬 등은 가능하면 가벼운 것을 선정하며 냄비 등을 집을 때는 손장갑을 사용하여 양손으로 들도록 한다.

쇼핑도 특정 관절에 무리가 가지 않도록 물건을 팔이나 어깨에 걸치거나 쇼핑카를 이용하도록 한다. 브레이크를 사용할 수 있는 사람이라면 운전도 무방하다.

8. 의복과 신발

의복은 몸에 붙지 않는 여유 있는 디자인으로 가볍고 겨울에는 보온성이 높은 것을 택한다. 앞이 열리고 착용감이 편한 옷을 입는 것도 중요하며 작은 단추가 붙어 있거나 위에서 단추를 잠그는 것, 뒤집어쓰는 타입은 불편하다. 단추는 장식으로만 달고 매직 테이프로 붙이거나 거는 타입의 단추를 사용하면 착용이 간편하게 된다.

신발도 여유있고 굽이 낮고 바닥이 두꺼운 것이 좋다. 바닥이 두꺼우면 자갈길 등에서도 자극이 직접적으로 발에 전달되지 않기 때문이다. 류마티스 관절염에서는 발바닥에 굳은살이 박히거나 발의 관절이 변형되어 외반모지(外反拇趾) 등도 생기기 쉽다. 따라서 시중에서 파는 일반적인 신발을 신지 못하는 경우가 많이 있다.

이 때는 구두를 주문하게 되는데 그 당시 관절의 변형이 악화되지 않도록 처방되어야지 그렇지 않고 발에 너무 맞는 것만을 만들면 오히려 걷지 못하게 되므로 주의하기 바란다.

샌들, 슬리퍼 형태의 신발은 발을 조이지 않기 때문에 좋을 것 같지만 관절이 불안정하고 발의 감각도 일정치 않아 넘어지거나 미끄러지기 쉬우므로 각별히 주의해야 한다.

9. 자동차의 운전

러시아워시의 통근이나 전철을 타고 외출하는 것은 류마티스 관절염 환자에게는 상당히 힘든 일이다. 자가용을 이용하면 편하고, 실제로 많은 사람들이 운전을 무리없이 잘 하고 있다.

만약 차를 구입할 때는 다음과 같은 조건을 충족시키는 것이 바람직하다. 오토매틱, 파워스티어링, 파워윈도우, 운전석의 시트 조절범위가 넓을 것, 시트에 전선이 있어 겨울에 난방이 될 수 있는 것, 4도어 등이 갖추어진 것이 편리하다. 이미 차가 있는 사람도 조금 개조하면 운전이 편해지니, 개조하기 위한 비용이 많이 들지 않는다면 재고하길 바란다.

또한 발병 전에 운전면허를 취득한 사람은 안전을 위하여 자동차시험장에서 적성검사를 다시 받아두는 것이 바람직하다. 이제부터 면허를 취득하려 하는 사람은 신체장애자용 교습을 실시하고 있는 자동차학원에서 배우도록 한다.

10. 성생활

미국에서는 성생활을 지도를 하고 있지만 우리나라에서는 진찰실에서조차 애기하기를 꺼리고 있는 실정이다. 의사의 지도도 불충분하고 더욱이 환자는 이야기하기를 부끄러워하는 경향이 있다.

성생활은 부부 사이에 있어서 중요한 것이다. 서로의 체온을 느끼고 의지가 되어 많은 불안감도 해소될 수 있다. 또한 류마티스 관절염에 걸렸다고 해서 성욕이 없어지는 것도 아니다. 그러므로 마음껏 즐기도록 권유하고 싶다. 그러나 불안한 정신적인 문제에서 성욕이 저하되는 경우도 있다. 그럴 때에는 화를 내거나 재촉하지 말고 다른 방법으로 애정을 확인하도록 한다.

성생활에서 주의해야 하는 것은 대퇴부관절이나 허리관절 등의 움직임이 부자유스러운 환자가 많다는 점이다. 이들 관절에 부담을 주지 않는 체위가 요구된다. 환자에게 있어서 염증이 있는 관절이 다르고 통증 정도도 다르므로 본인들의 노력으로 해결되지 못하면 주치의사와 상의하는 것이 좋은 방법이다.

11. 임신

류마티스 관절염 환자 중에는 임신을 망설이고 있는 사람이 많은 것 같다. 그 이유는 유전적인 문제일 것이다. 그러나 류마티스 관절염이 유전만으로 발병하는 것은 아니다. 관여하는 유전자를 지니고 있다고 해도 실제로 발병하는 확률은 매우 적다.

당뇨병, 고혈압, 동맥경화, 여러 가지 알레르기 질환 등 체질적 유전자가 관여하고 있는 병은 수없이 많지만, 이들 병의 유전을 걱정하여 임신하지 않는 사람은 없을 것이다. 한마디로 유전에 대해서는 신경쓰지 않아도 된다.

약을 사용하는 데 대한 불안이나 임신에 의하여 증상이 악화되는 것이 아닌가를 염려하는 사람도 있다. 면역조정제나 면역억제제 등의 면역계에 관여하는 약, 비부신피질 호르몬계, 항염소염제의 대부분은 태아의 안전성이 확인되지 못하고 있는 실정이므로, 임신을 희망할 때는 주치의와 상의하여 작용이 약한 것으로 바꾸어야 한다. 부신피질 호르몬제의 영향을 걱정하는 사람도 있는데 류마티스 관절염에서 사용하는 부신피질 호르몬제는 양이 매우 적으므로 태아에게 영향은 없다고 생각한다.

특이한 사실은 류마티스 관절염 환자가 임신을 하면 이 관절염의 증상은 호전되어 투약이 필요없는데, 출산 후 증상이 악화된다는 사실이 있다. 이상과 같이 임신은 충분히 가능하므로 희망할 때는 주치의와 잘 상의하기 바란다.

12. 출산 후의 증상

무릎이나 대퇴부 관절의 증상이 심한 경우 출산은 제왕절개가 되는 경우가 있는데 그런 경우가 아니라면 자연분만을 할 수 있다. 출산에 의하여 여성 호르몬의 균형이 변하는 것, 출산에 의한 피로, 육아에 의한 피로, 스트레스 등이 영향을 준다. 그러므로 주치의에게는 출산 스케줄을 알려두어 산후 언제부터 어떻게 치료를 할 것인지 자세한 지도를 받아야 한다.

육아는 소홀히 할 수 없는 일이지만 가사일은 되도록 편하게 하여 전기제품을 이용할 수 있는 한 이용하도록 한다. 배우자는 물론, 가능하면 형제 자매 여러분도 적극적으로 도와주어야 한다. 육아일과 가사일에 지나치게 완벽을 추구하지 말고, 생략할 수 있는 일은 생략하고 다른 사람에게 부탁할 수 있는 일이라면 무엇이든지 부탁하는 여유 있는 태도로 생활하면 육아의 즐거움도 맛볼 수 있다.

더불어 수유중에 복용하고 있는 약은 다소 모유에 나오지만 매우 소량이므로 염려할 정도는 아니다. 면역계에 작용하는 약 이외에는 복용해도 무관하다.

13. 직장에서의 생활태도

류마티스 관절염을 앓고 있어도 일을 계속하고 있는 사람은 수없이 많다. 그러나 통증이 심하여 안정적인 생활이 필요한 경우도 있으므로 직장에서의 이해도 필요하다. 그리고 에어컨 바람이 가까운 곳에 자리가 있다거나 할 때는 냉기가 닿지 않는 곳으로 책상위치를 바꾸는 등 일하기 쉬운 환경을 만들도록 노력한다. 경우에 따라서는 배치를 바꾸거나 일정기간 동안 출근시간을 변경하는 것이 좋을 수도 있다.

그리고 무엇보다도 중요한 것은 무리하지 않는 것이고, 할 수 없는 일은 할 수 없는 일로 인정하고 동료에게 명확히 말해두어야 한다.

핸디캡이 있거나 없거나 직장에서는 서로의 모자라는 부분을 도우면서 일을 해야 하는 곳이므로 지병을 지닌 채 일을 계속하는 것은 지금의 실정으로는 매우 어려운 일일지도 모르지만 수년 전과 비교하면 많이 개선되었다고 생각한다. 무리를 하지 말고 밝은 기분으로 긍정적으로 일을 해나가면 좋겠다.

14. 식사와 음주

류마티스 관절염이라고 해서 특별히 삼가야 할 음식은 없고, 자극적인 음식도 관절에는 거의 무방하다. 단 너무 살찌면 관절에 부담이 간다. 건강할 때와 비교해서 운동량이 적어지기 쉬우므로 과식하지 않도록 한다.

이누이트(이전에는 에스키모라고 불렀으나 이는 날고기를 먹는 사람이라는 의미에서 명명된 것)에게는 고혈압이나 동맥경화가 적다는 것은 잘 알려진 사실이며, 류마티스 관절염 환자도 적다. 그 이유는 생선에 함유된 지방이 좋다는 설이 있는데, 실제로 류마티스 관절염 환자의 식사를 생선지방이 많은 것으로 바꾸었을 때 증상이 개선되었다는 보고도 있다.

생선은 성인병 예방의 차원에서도 적극적으로 섭취해야 할 식품이다. 그렇다고 너무 많은 기대를 하는 것은 좋지 않지만 성인병이 걸리기 쉬운 나이가 되면 단백질의 제공원으로 고기보다는 생선을 먹는 것이 좋다.

알코올은 염증에 좋지 않지만, 술에는 스트레스를 해소하여 기분을 전환하는 장점이 있다. 물론 과음은 금물이며 양은 적을수록 좋다. 어느 정도의 양으로 할 것인지는 사람에 따라 주량이 다르지만 일반적으로 와인 1~2잔, 맥주 1~2잔, 정종은 작은병 1병 정도가 좋다.

담배는 폐암이나 심장병에 직접적으로 영향을 미치며 일반적으로 건강에 좋지 않은 것이지만 류마티스 관절염에 특히 나쁜 것은 없다. 스트레스 해소가 된다면 절대적으로 금연을 해야 한다는 법은 없다.

제8장

관절염 환자의 주의점

1. 집안에서의 주의점

관절염 환자의 골절을 방지하기 위해서 환경정비의 측면에서부터 설명한다. 넘어지기 쉬운 원인으로는 관절염 환자는 잘 뒤뚱거리고 똑바로 설 수 있는 능력이 적고 반사신경이 둔한 점을 꼽을 수 있는데, 보다 단순한 원인으로서 주변에 대한 주의력의 부족도 지적된다. 주의력은 5가지 감각을 써서 판단하는 것인데 그 중에서도 중요한 역할을 하는 것이 시력, 청력이고 그 외에도 판단력이 포함된다. 청력에 있어서는 이미 잘 들리지 않는 결함이 있는 환자에게 갑자기 뒤에서 큰소리로 부르지 않는 것이 좋다고 설명을 했고, 환자의 급한 마음에 경솔한 판단으로 잘못된 행동을 취한다는 판단력에 대하여도 설명을 했다. 여기서는 시력 저하를 중심으로 설명을 한다.

나이와 함께 진행되는 시력의 저하는 치아가 빠진다거나 청력이 나빠지는 것만큼 전형적인 건 아니지만 40세 이후부터 증가하는 원시, 노인에게서 증가하는 백내장, 당뇨병성 망막염 등에 의해 시력이 나빠지는 노인이 증가하고 있다. 따라서 거실, 마루,계단 등에는 항상 바닥이 환하게 보이도록 작은 등을 켜두는 것이 좋다.

또한 바닥을 잘 살필 수 없는 밤이나 궂은 날에는 외출을 삼가는 것도 중요하다. 자칫 도로의 턱이나 오목한 곳에 발이 걸리기 쉽기 때문이다. 혹시 관절염 환자나 고령자를 대상으로 한 주택을 만들거나 개조할 때는 바닥의 턱이 적은 구조로 짓는 것이 이상적이다. 특히 화장실이나 욕실은 매일 거르지 않고 사용하는 장소이므로 턱이나 층이 생기지 않게 유의해야 한다.

2. 마루, 방바닥에서의 주의점

추운 겨울철 밤에는 마루를 걸어가서 욕실이나 화장실로 가는 것이 번거롭다. 특히 바닥을 조심하지 않고 빠른 걸음으로 가기 쉽고 또한 발바닥의 감각도 둔해져서 비틀거리거나 미끄러질 수도 있다. 그처럼 추운 장소에서는 집안이라도 위험성이 도사리고 있다고 해도 과언이 아니다.

거실과의 온도가 너무 차이가 나지 않도록 마루, 화장실, 욕실을 따스하게 관리하는 것이 이상적인데 그러기 위해서는 집안 전체의 난방 등의 규모가 제법 큰 개축이 필요하다. 그것이 어려울 경우에는 마루나 화장실에 카펫을 깐다거나 요소요소에 큼직하고 미끄럽지 않은 깔개를 깔아놓는 배려가 있어야 한다. 그럴 때는 너무 작은 깔개를 깔지 않는 것이 좋다. 발을 내딛고 밟았을 때 깔개가 움직이면 그 때문에 환자가 미끄러져 넘어지게 된다. 또한 깔개도 너무 두꺼운 스펀지 같은 재료이면 발이 걸리기 쉬우므로 주의해야 한다.

타일로 된 바닥에 물이 흘러 있으면 잘 미끄러진다. 특히 물이 흘러 있어도 잘 안 보이는 재료나 색깔의 바닥은 환자의 시력 저하로 흘려 있는 물을 보지 못하고 밟아 미끄러진다. 사람들이 넘어지는 3대 원인의 하나가 되는 「미끄러졌다」는 것 중에서도 물이 흘러 있는 바닥에서 미끄러졌을 때는 충격도 크고 그대로 골절로 이어지는 비율이 높은 편이다.

바닥 이외의 장소로는 손잡이나 손으로 의지하는 난간을 되도록 많은 장소에다 부착해 놓으면 환자들은 그것을 잡고 걸어 다닐 수 있고 또한 비틀거릴 때 잡을 수도 있다.

건강한 젊은 사람에게는 손잡이나 손으로 의지하는 난간이 쓸데없는 것으로 보일지 모르지만 발놀림이 제대로 안되는 환자에게는 난간 같은 좋은 기구로 전철역 같은 데에서는 난간을 찾아서 힘겹게 걷는 노인을 자주 볼 수 있다.

한쪽 손이 자유롭지 못한 뇌졸중 후의 노인이나 만성 류마티스 관절염을 앓는 노인에게는 난간이 계단이나 복도 양쪽에 부착돼 있어야 한다. 이를테면 우측 손이 마비돼 있고 왼손만을 잘 쓸 수 있는 노인에게는 계단을 오를 때 좌측에 난간이 있어야 한다. 그러나 계단을 내려 아래에서 보면 우측에 난간이 있어야 하는데 그래야만 제대로 내려올 수 있다. 계단 양쪽에다 난간을 부착하면 계단의 폭이 좁아지지만 환자의 활동 범위를 크게 보호하고 또한 넘어지는 것을 예방하는 측면에서 필요한 방편이다.

3. 실내에서의 주의점

노인이 집안에서 넘어지는 경우의 그 반 이상은 방안에서 넘어진다.

이제까지 노인에게는 침대가 자칫 떨어질 위험성이 있어서 좋지 않고 이불 같은 것은 그런 가능성이 없어서 안전하다고 판단을 했다. 그러나 이불에서 자고 깨고 하는 노인도 결코 안전하지 못하다는 것을 알게 되었다.

이불로 생활하는 사람들 수가 많다는 점도 있지만 이불 위를 걷다가 발이 걸리고, 전기담요의 코드줄에 걸려 넘어져서 골절을 당하는 환자들이 적지 않다. 그것은 방안이 좁아서 걷기에 불편한 집이 많은 것과도 관계가 있을 것이다.

노인은 밤에 일어나서 화장실에 가는 경우가 많다는 점에서 보면 잠자리에서 일어나서 곧장 걸어갈 수 있는 공간의 확보가 아쉽다. 적어도 음식이나 신문지 같은 것은 잠자리 주변에 놓아두지 않도록 정리해 놓아야 한다. 잠결에 화장실에 가다가 방바닥에 놓인 신문이나 옷을 밟고 넘어지는 경우가 많고, 이 때 넘어지면 중심을 잃고 넘어지게 되므로 대부분이 골절상을 입게 된다.

방안에서의 정리정돈은 잠잘 때 이외의 시간에도 필수적이고 미끄러지기 쉬운 것의 하나인 신문지와 걸리기 쉬운 것으로서 전선이 있다. 겨울의 전기난로, 여름이 선풍기 같은 것은 코드가 붙어 있는 필수 전기제품인데, 그런 전선의 주변을 잘 정리해 놓고 쉽게 넘어다닐 수 있게 하는 배려가 있어야 한다. 특히 신문지는 잘 미끄러지는 성질이 있으므로 그것을 밟지 않고 걸을 수 있는 정리가 필요하다.

4. 화장실에서의 주의점

　예로부터 냄새가 난다는 관계로 화장실은 집밖이나 집안 구석에 있게 하는 것이 보통이고, 겨울에는 추운 마루를 걸어서 찾아가야 한다. 또한 등이 켜 있지 않고 문턱을 한두 군데 넘어가지 않으면 안되는 등 넘어지기 쉬운 조건이 갖추어져 있다.

　더군다나 화장실은 욕탕과 달라서 하루에 여러 차례나 찾게 되는데 특히 노인에게는 찾는 빈도가 높아진다. 더욱이 야간에 배뇨의 횟수가 늘어 귀찮아지는 것이 노인의 입장이다. 너무 배뇨 횟수가 많으면, 이를테면 밤동안 세 차례, 네 차례 또는 그 이상의 횟수로 배뇨를 하게 되면 방광염 등의 질환이 의심되므로 한번 의사의 진찰을 받아보는 게 좋다. 그 정도로까지 횟수가 많지 않더라도 잠에 취한 채로 어두운 마루를 지나 화장실을 가는 것은 위험하다. 마루에서 넘어지거나 바로 이불자락에 걸려서 넘어지는 경우도 많기 때문이다. 따라서 가능하면 화장실은 노인의 거실 옆, 문이나 커튼 맞은편에 있으면 아주 편리하다. 요즘은 수세식 시설과 환풍이 용이하여 냄새도 크게 문제되지 않는다.

　또한 화장실의 전등은 40W나 60W로 밝은 편이 좋다. 미국의 아파트 화장실을 보면 100W짜리 전등이 3개 켜 있는 곳이 많다. 처음에는 너무 밝아서 조금 멋쩍은 느낌도 들지만 익숙해지면 여간 상쾌한 것이 아니다. 우리나라에서도 서양식으로 된 호텔에서는 화장실을 욕탕하고 겸용하고 있지만 어느 거실보다 가장 밝게 돼 있다. 또한 화장실 안이나 밖에는 바닥에서 70cm 정도 높이에다 난간을 2~3개 부착시켜 놓아서 그것을 잡고 배뇨를 하거나 붙잡고 옮겨다닐 수 있게 해야 한다. 또한 웅크리고 앉는 식의 화장실은 다리나 허리의 힘이 약한 환자들에게는 이용하기 어려운 형태다. 그러므로 걸터앉는 형태로 꾸며야 환자들이 넘어지는 것을 줄일 수 있다.

이상으로 화장실의 개량점을 여러 가지로 설명했는데 오래된 한옥이나 세들어 사는 집에서는 개축하기가 쉽지 않을 것이다. 그런 경우 또는 야간에 화장실 가는 횟수가 많고 화장실까지 염려 없이 걸어갈 수 있는 힘이 없다면 방의 머리맡에 요강 같은 배변기를 놓아두는 것도 한 방법이다. 밤에 배뇨의 횟수가 많더라도 별로 많은 양이 아닐 때가 많고 또는 배변기에 앉아 있는 것만으로 만족할 때가 있다. 따뜻한 방에서 마음놓고 배뇨를 할 수 있다는 기분을 갖는 것만으로도 안심이 된다.

5. 욕탕에서의 주의점

발을 제대로 쓰지 못하는 환자나 노인이 산책을 하거나 계단을 오를 때에는 식구 하나가 부축을 하거나 살펴보며 돕는 경우가 많은데 욕탕에 들어갈 때는 혼자가 되기 쉽다. 그것은 옷을 벗기 때문에 개인 인격을 존중한다는 것과 욕탕이 좁아서 부득이한 경우가 있다.

또한 뇌졸중이나 대퇴골 경부골절을 입은 후 병원에서의 재활의학 방법으로 목욕하는 간호법을 배운 가족이 아니면 욕탕에서 어떤 식으로 부축을 해야 옳은지를 몰라서 목욕할 때만은 혼자서 하는 경우가 많아진 것이 이유의 하나이기도 하다.

발동작이 나쁜 환자에게 욕탕 안의 장점은 좁은 공간이어서 손에 잡기에 좋으나 곤란한 점은 바닥의 타일이 물에 젖어서 미끄러지기 십상이다. 욕탕이 물에 젖는 것은 어쩔 수 없으므로 미끄러지지 않도록 배려를 하고 미끄러지더라도 곧 손으로 벽을 잡아서 넘어지지 않게 해야 한다. 잘 미끄러지지 않게 하려면 욕탕 안에다 바닥이 흡판으로 돼 있는 고무 깔개를 담가 놓거나, 욕탕 밖의 바닥에 대자리를 깐다거나, 탈의장에는 큰 발닦개를 깔아놓고서 흘린 물에 발이 미끄러지지 않도록 배려해야 한다.

욕탕의 가장자리를 넘어서 물속에 들어가는 동작은 자세의 큰 변화에 따라서 위험성이 커진다. 그 동작을 편하게 돕기 위해서 의자나 걸터앉을 수 있는 장소가 있으면 안전하다. 의자는 플라스틱 제품이고 물에 젖더라도 문제가 없는 샤워 의자가 적합하다. 또한 걸터앉는 장소로 욕탕 가장자리를 넓게 꾸미는 것도 좋다. 욕탕의 한군데를 미끄러지지 않게 배려하여 떼었다 붙였다 할 수 있는 두꺼운 판으로 싸는 것도 효과적이다.

욕실에서 가장 이용가치가 높은 것은 손으로 의지하는 난간이다. 욕탕 밖에 있을 때 잡을 수 있는 난간, 욕탕 안에 있을 때 잡을 수 있는 난간은 바닥에서 70~80cm쯤의 높이에다 장치할 필요가 있다. 물속에 들어가 있다가 일어설 때 잡을 수 있는 낮은 난간도 필수적이다.

6. 계단에서의 주의점

노인이 넘어지는 장소로 계단이 차지하는 비율은 비교적 낮은데 그것은 고령이 된 사람은 계단의 이용을 삼가는 경향이 있고 계단의 이용은 젊은 사람보다 조심하며 이용하기 때문이다.

그러나 도시에서 사는 사람들 중에서 아래층은 상점이나 차고로 돼 있고 2층이나 3층이 살림집인 경우도 적지 않다. 시골이나 어촌에서 사는 사람들 중에도 주거범위 안에 계단이나 언덕길이 많은 경우도 있다. 오늘의 생활환경에서는 계단이 없을 수 없으므로 계단에서도 환자를 배려하는 대책이 아쉬운 것이다. 혹시 계단을 새로 만들 때에는 경사를 완만하게 하고 계단 도중에 잠깐 숨을 돌릴 수 있는 공간이 있어야 한다. 계단의 폭은 발의 크기가 완전히 놓일 정도로 넓고 또한 반사가 안 되는 것이 좋다.

계단의 바닥은 어두운 경우가 많고 더구나 밟는 바닥의 폭이나 높이, 위치에서 변화를 준 경우도 있다. 그렇게 되면 자연스럽게 발을 쓸 수 없어 무심결에 균형을 잃어버린다. 계단의 귀퉁이나 어두운 곳에서는 주의를 주는 전등 같은 것을 켜놓는 것도 안전성을 높이는 방법이다.

계단의 폭이나 완만한 경사는 집의 구조나 면적 때문에 제약을 받으므로 환자의 뼈가 약해졌거나 잘 넘어지게 됐다고 해서 갑작스럽게 개조할 수 있는 게 아니다. 집을 지을 때는 몇 년 동안 살 계획인지, 그때가 되면 자신이나 자기 부모는 몇 살이 될 것인지를 계산해 두는 것이 좋다. 그렇게 하면 제법 평생을 배려한 구조의 집을 지을 수 있다.

7. 외출시의 주의점

골절 경험자들 중에는 한복을 좋아하는 경향이 있고 신발도 슬리퍼를 신고 다니는 사람이 많다는 것을 알 수 있다. 그것은 걸을 때는 발이 안정성이 있어야 하고, 옷자락이 무엇인가에 걸리지 않는 의복이 좋다는 것을 뜻한다.

북유럽에서 3,000명 가량의 대퇴골 경부골절 환자에 대하여 어느 날에 골절을 당했는지 조사를 한 보고가 있다. 겨울에 골절을 당한 환자가 많은데 그 가장 큰 원인은, 겨울에는 햇볕을 쬐는 양이 적어서 비타민 D가 몸안에서 생성이 안 되고 그 때문에 뼈가 약해진 것으로 보인다. 두번째로 겨울에는 옷을 두껍게 입고 또한 발동작도 둔해지는 것이 원인임을 알 수 있다.

우리나라 사람은 서양 사람에 비해서 몸속의 칼슘량이나 대퇴골 경부의 칼슘량이 약간 적은 편인데 대퇴골 경부골절의 발생빈도는 서양 사람의 1/3에서 1/5밖에 안 된다. 아마도 우리나라의 노인은 젊었을 때부터 다리나 허리를 잘 단련한 것에도 원인이 있겠지만 한편 서양의 노인에 비해서 활동적이 못 되고 노인정에만 들어앉아 지내는 것도 이유일 것이다.

그러나 골절을 염려한 나머지 집에만 틀어박혀 있으면 폐용증후군(廢用症候群)을 일으키고 젊어서 누워서만 지내는 사람들이 되기 쉬운 것이다. 우리나라의 환자는 골절을 당하는 사람은 적은 편이지만 그 반면에 누워서만 지내는 환자가 많다.

　서양의 노인에 관한 의학회나 환자에 관한 지식이 많은 전문가에게 물어보면 서양에서는 누워서만 지내는 환자는 거의 없는 형편이고 원래 「누워서만 지내는 환자」란 말 자체가 없다는 것이다. 그것은 생명의 존엄성을 인정하는 법제도와 의료제도의 차이 외에도 간호법의 차이에서 비롯되는 셈이다.

　그런 점에서 누워서만 지내는 환자를 방지하려면 골절이나 넘어지는 일이 없도록 조심하면서 집밖에서 활동하는 것이 바람직하다고 본다.

　무엇보다 환자의 옷차림은 경쾌하고 몸 쓰기에 좋은 양장이 좋다. 또한 신발도 하이힐, 샌들 같은 것보다 운동화나 구두처럼 밑바닥이 넓은 것이어야 넘어지는 위험성을 줄이게 된다. 시력이나 청력이 저하된 노인도 많으므로 캄캄한 밤이나 바닥이 미끄러운 비오는 날, 눈 오는 날에도 외출을 삼가는 것이 좋겠다.

　쇼핑이나 산책의 코스는 먼 길이라도 되도록 편편하고 사람이나 자동차가 어지러울 정도로 많이 다니지 않는 길을 골라 다니는 것도 안전한 외출이 된다. 왕래가 적은 이른 아침에 대체로 일정한 시간 일정한 길을 걷는 것도 좋으며, 일정한 길을 걷는다는 것은 다니는 길을 잘 알아 어디가 울퉁불퉁하고 자동차나 자전거가 어느 길목에서 나오는지를 잘 기억하게 되므로 왕래에 도움이 되는 코스를 말한다.

　매일 같은 코스라면 너무나도 단조로워서 재미없을 게 아니냐고 말하겠지만 서울 같은 도심에서도 풀잎이나 나무, 꽃과 새들이 하루가 다르게 모습이 바뀌고, 또한 날씨나 해가 솟는 시간도 달라 변화가 없는 경치는 찾아볼 수 없으므로 같은 코스를 산책하더라도 결코 단조로운

게 아니다.

조용한 아침에 집 주변을 산책할 것만이 아니라 혼잡한 전철역으로 가서 공공 교통수단을 이용하는 것이 좋다. 전철역의 계단은 타고 내리고 하는 승객의 물결이 지나간 다음 난간을 잡고 한걸음씩 밟아오르고 내리는 운동을 할 수 있기 때문이다. 산책이나 교통수단을 이용해서 멀리 나들이를 하거나 비서나 다름없는 지팡이를 짚고 나가는 조심성과 가능하면 젊은 사람을 동반하여 가는 신중함이 있어야 한다.

8. 골절 후의 문제점

대퇴골 경부골절을 당하는 노인은 60세 이상의 사람이 많은데 그 나이의 환자들이 갖고 있는 질환의 비율은 약 50%로 두 사람 중 한 사람은 어떤 성인병을 앓고 있다. 따라서 이제까지 건강했던 노인이라도 골절 때문에 입원해 있는 동안에 다른 병에 걸리고 그것이 악화되어 보행능력이 저하되거나 누워서만 지내게 되는 결과를 충분히 판단할 수 있고 많은 의사들은 그와 같은 예를 자주 경험한다.

골절 때문에 누워 있게 된 환자나 노인에게서 가장 두려운 것은 그 상태에서 다시 합병증으로 악화되는 것이다. 눕게 됨으로써 일어날 수 있는 합병증은 다음과 같다.

(1) 근육이 약해진다

첫째로 근육의 힘이 약해진다. 젊은 사람이라도 감기를 앓거나 다치기라도 해서 며칠간 누워 있으면 다리의 힘이 빠진 것 같고 어지러움을 경험한 일이 있을 것이다. 누구라도 몸을 쓰지 않으면 쇠약해지고 힘이 떨어진다.

노인은 그 경향이 더욱 심해서 하루 누워 있으면 근육의 힘이 1.5~3.0% 정도 떨어진다고 한다. 3주일이나 누워 있으면 근육의 힘은 그 반이 된다. 젊은 사람이면 근육의 힘이 약 반으로 줄더라도 걸어다니는데 지장이 없지만 노인의 경우에는 평소 겨우 걸어다니는 힘인데 그것이 반으로 줄면 걸어다니는 데 큰 지장이 오는 것이다.

(2) 뼈도 약해진다

합병증의 두번째로 꼽게 되는 것이 골위축이다. 운동이 뼈를 튼튼하게 한다는 것과 반대현상으로 운동을 하지 않으면 뼈가 약해진다는 것을 악에서도 설명한 바 있다.

지금으로부터 20여 년 전에 제미니 4호를 타고 4일 동안을 우주여행을 한 우주선 선장과 파일럿의 팔꿈치 뼈의 칼슘량이 평균 9%나 적어졌다는 실험은 유명한 이야기이다. 하루에 2% 가까이 뼈가 약해졌다는 단순한 계산이 된다.

또한 척추를 다치고 움직이지 못하게 된 사람이나 석고붕대를 감고 꼼짝 못하게 한 다리의 뼈는 급속도로 칼슘의 양이 감소된다고 밝혀졌다. 그처럼 몸을 쓰지 않고 계속 누워 있으면 뼈가 약해지고 골절이 잘 생기며 통증이 오는 것도 골다공증이 대표적인 증상인 것이다.

(3) 기립성 저혈압증

오래 앉아 있거나 누워 있다가 갑자기 일어서면 머리에서 피가 빠진 것처럼 머리가 핑돈다. 또한 마찬가지로 장기간 누워서만 있었던 사람이 일어서거나 일어나 앉았을 때 그런 증상이 생기기도 하는데 이상의 현상을 기립성 저혈압증이라고 한다.

일반적으로 서 있거나 앉아 있거나 할 때에는 뇌에다 혈액을 충분히 보내기 위해서 심장은 혈액을 30~40cm의 높이로 치솟게 할 만큼 강하게 작동을 해야 하고, 손이나 다리의 혈관은 움직일 때 좁혀져서 혈액이 심장으로 돌아왔다가 다시 머리로 보내지도록 지원을 해야 한다. 그러나 몸을 옆으로 눕혀서 가만히 있게 되면 심장은 가볍게 작용할 뿐이고 혈액은 머리끝에서 발끝까지 고루 퍼져 있어서 손이나 다리의 혈관은 확장된 상태로 정체되어 혈액순환이 잘 되지 않는다.

그처럼 몸을 옆으로 눕게만 하는 상태가 오래 계속되면 일어설때 심장이 강력하게 작용을 해야 하고 손발과 몸통의 혈관을 수축시켜 혈액을 머리쪽으로 밀어보내어 지원한다는 것을 잊어버리게 된다. 그런 상태에서 갑자기 일어서거나 앉거나 하면 머리로 혈액이 못 올라가게 되어 혈압이 떨어져 어지러움을 느끼게 된다.

대부분은 일시적인 증상이지만 그것을 경험한 환자들은 자신감을 잃고 소극적으로 되는 것이다. 성인병 중에서도 비교적 회복이 잘되는 것이지만 정신적인 타격을 주는 것으로 생활에 자신감을 잃게 된다.

(4) 관절이 굳어진다

관절염에서는 관절강직이 자주 합병되는 때가 있다. 관절을 오랫동안 쓰지 않고 두면 자신도 모르는 사이에 굳어지고 결국에는 움직이는 범위가 좁아진다. 그것을 관절강직이라고 하는데 몸속 어느 관절에서나 생긴다. 그 중에서도 가장 심하고 또한 강직이 잘 생기는 관절로서 발목관절을 꼽게 된다. 발목 관절은 발바닥 쪽으로 굽어지는 근육의 힘과 발등 쪽으로 굽어지는 근육의 힘에 2배의 차이가 있다. 발바닥 쪽으로 굽어지는 근육은 아킬레스에 붙어 있는 장딴지의 근육 전체가 거기에 해당된다.

한편 발을 발등 쪽으로 구부리는 근육은 하퇴부 악에 붙어 있는데 매우 가늘고 약하기 때문에 피부 바로 밑에서 잘 만져진다. 그곳을 때리면 뼈에 직접 맞고 통증이 오는 급소이기도 하다. 그처럼 다리는 발바닥 쪽으로 굽는 힘이 매우 강하기 때문에 오랜 기간 누워 있게 되면 다리는 발바닥 쪽으로 굽어져 굳어지고 발레리나가 춤을 출 때의 발모양처럼 발끝이 뾰족해진다. 따라서 그것을 첨족(尖足)변형이라고 하고 나중에 잘 걷지 못하게 되는 원인의 하나가 된다.

그 밖에도 무릎이 굽어진 채로 굳어지면 일어서지 못하게 된다. 무릎에 있어서도 굽는 쪽의 힘이 강하기 때문에 생기는 것인데 무릎이 굽어서 일어서지 못하는 상태는 척추를 다치고 일어서지 못하는 환자와 비슷하므로 굴곡성 마비라고 한다. 또한 고관절도 굽어지거나 다리가 바깥 쪽으로 비틀어진 강직이 생긴다.

어깨도 동작이 나빠지기 쉬운 관절인데, 특히 바깥쪽이나 뒤쪽으로 들어올릴 수 없게 되고, 그 때문에 머리 뒤쪽의 빗질을 하거나 손을 허리 뒤로 돌려 뒤 주머니에서 수건을 꺼내는 동작이 안된다. 팔꿈치나 손의 관절은 굽어진 채로, 손가락은 펴진 채로 굳어지는 것이 관절강직에서 잘 볼 수 있는 관절이 굳어지는 모양이다.

9. 합병증에 대한 문제점

그 밖에도 합병증으로 나타나는 것 중에는 호흡을 크게 할 수 없고 객담이 고이기 쉽기 때문에 생기는 기관지염이나 폐렴이 있고, 소화력이 저하되거나 배변이 잘 안되는 소화기 증상이 있다. 또한 배뇨가 충분히 안되므로 방광염이 생기기 쉽고 피부가 얇아서 욕창이 잘 생긴다. 정신적으로는 판단능력이 흐려져서 결국에는 노인성 치매로 이행되기도 한다.

병을 치료하면서도 누워서만 지내지 않게 하기 위해서는 그런 합병증이 속발되지 않도록 해야 한다.「관절염이란 큰 병이므로 이럴 때 충분히 쉬어서 관절이 완전히 회복된 다음이나 또는 통증이 가셔진 다음에 운동과 훈련을 하자」고 하는 생각은 잘못이다.

의사의 허락이 있다면 허락된 범위 안에서 조금씩이라도 적극적으로 몸을 쓰며 일어나 지팡이를 짚고 다녀야 한다. 관절염이 없는 쪽의 발이나 양쪽 손은 쓸 수 있을 것이므로 하루 속히 최대한으로 관절을 쓰거나 근육을 움직여야 하는 것이다. 그리고 아픈 다리 역시 다리 관절은 쓸 수 있고 무릎뼈는 움직일 수 있으므로 운동을 시켜야 한다.

　또한 의사나 간호사의 허락을 받은 다음 되도록 빨리 여러번 침대의 등받이를 이용해서 앉거나 침대 가장자리에 발을 늘어뜨리고 앉아야 한다. 아프지 않은 쪽의 다리에 힘을 주고 잡고 일어나는 것도 중요하다. 그런 경우 가족의 협력으로 빠른 시일에 좋은 결과를 얻게 되므로 누워서만 지내는 불행을 막기 위해서는 적극적인 도움이 있어야 한다. 관절염이 심하더라도 누워서만 지내지 않는 방법 중에서 우리들의 노력에 의해 해결할 수 있는 부분이다. 그 노력이 누워서만 지내는 환자를 반 이상으로 줄일 수 있다는 사실을 명심해야 한다.

10. 지팡이의 종류와 이용법

　노인의 골절을 방지하려면 뼈를 강화하는 것과 마찬가지로 하지(下肢)의 근력 약화로 인하여 보행자세가 좋지 않으면 몸이 넘어지지 않게 지탱할 수 있는 방법도 알아야 한다. 그러기 위해서 지팡이를 활용할 것을 권유한다. 아직 몸이 건강하니까 필요없다거나 외관상 멋쩍다고 해서 지팡이 사용을 싫어하는 환자들이 있는데 대부분의 노인은 근육의 힘이 약해지고 관절이 작용도 둔해진 데다 무게중심이 잘 가누어지지 않을 것이다.

　이를테면 점프를 몇 cm나 할 수 있고 한쪽 다리로 몇 초 동안이나 서 있을 수 있는지를 젊은 사람과 비교해 보면 확실히 알 수 있다. 그

두 가지 동작은 노인의 넘어지는 세 가지 큰 원인 중에서 두 가지이다. 뒤뚱거리고 미끄러졌을 때 어떤 식으로 발을 내밀고 자세를 바로잡느냐 하는 능력과 관계를 갖는다. 그 두 가지가 젊은 사람과 비교해서 손색이 없다면 합격이지만 그들에 미치지 못한다면 지팡이를 활용하는 것이 좋다.

(1) 지팡이는 액세서리

지팡이를 짚는 것은 인생이 다 되었다는 신호이며 체력이 다 됐다는 것을 다른 사람들에게 알리며 다니는 것이라고 사용을 주저하는 노인도 있는데, 지팡이를 쓰는 법에 따라서는 당당해 보이고 마치 비서를 하나 데리고 다니는 것 같은 분위기를 풍겨주기도 하는 것이다.

우리는 영국인들이 지팡이를 들고 다니는 것을 사진이나 영화에서 자주 본다. 안개가 많은 나라에서 시야가 흐리기 때문이라 생각된다. 나도 영국에서 건장한 노인들이 특히 가을이나 겨울에 지팡이를 들고 다니는 것을 자주 보았다. 이것은 지팡이가 자기를 보호해주는 액세서리의 일종이며 몸을 지탱해주는 보행의 보조물로도 사용한다.

몸을 쓸 수 없어서 지팡이를 이용하는 것이 아니라 건강할 때부터 하나의 액세서리로 또한 제3의 손, 제3의 다리로 지팡이를 쓰고 미리부터 안전책을 강구한다는 마음가짐으로 사용하면 안정된 생활에 도움이 된다.

(2) T자 지팡이+고무캡

지팡이에도 여러 가지 종류와 크기가 있어서 자기 몸에 적합한 것을 골라 써야 한다. 비교적 발걸음이 좋고 마비가 왔더라도 심하지 않은 노인에게는 T자 모양이고 손으로 잡는 부분이 수평으로 된 지팡이가 좋다. 그 T자 지팡이는 가볍고 손에 들고 다니기가 편리한 데다 바닥이 반반하지 못한 집밖에서도 안심하고 쓸 수 있는 이점이 있다.

보행이 다소 어려운 사람은 땅에 닿는 지팡이 맨 밑 부분에다 굵은 고무캡을 부착하면 안정성이 훨씬 좋아진다. 고무캡을 씌우는 경우에 타일바닥이나 아스팔트에 미끄러지지 않게 조심해야 한다.

(3) 네 발이 달린 지팡이

걸음의 안정성이 좋지 않은 환자나 지팡이에 의지하는 노인은 지팡이 끝에 네 발이 달린 것을 사용할 것을 권한다. 그 지팡이는 끝이 네 발로 돼 있어서 혼자 서 있게 할 수 있을 만큼 안정성이 있는데 네 발이 모두 땅에 단단히 닿아야만 안정된다는 것을 유의해야 한다.

즉 바닥이 자갈길이거나 울퉁불퉁해서 네 발이 바닥에 닿더라도 어느 한쪽이 들뜨기라도 하면 뒤뚱거려서 불안정해진다. 따라서 네 발 지팡이를 사용할 수 있는 장소는 복도나 편편한 바닥의 포장도로에 한하고 또한 사용하는 노인이 바닥의 안전 여부를 잘 가려 볼 수 있을 정도로 시력과 판단력이 있어야 한다.

특히 이것은 한쪽 발이 약하거나 힘이 없을 때 팔힘으로 걷는 사람에게 필요한 것이다.

(4) 워커 보행기

워커(보행 연습기)는 양측 하지가 약한 사람이 사용하는 것이다. 특히 뇌졸중이나 수술 후 회복기에 있는 사람들이 병석에서 일어나 처음 보행 연습을 시작할 때 유용하다. 양쪽 손으로 체중을 유지하면서 한발씩 뛰면서 걸음걸이를 연습하기에 적당하다.

지금까지 설명한 여러 가지 유형의 보행기나 지팡이는 손으로 단단히 쥐고 사용하는 것인데 어깨나 팔꿈치를 잘 쓰지 못한다거나 손의 힘이 약하다는 등의 이유로 보행기나 지팡이를 단단히 잡지 못하는 노인도 있다. 이를테면 만성 류마티스 관절염, 척추의 질환, 뇌졸중에 의한 반신마비가 생겼을 때는 그와 같은 질환에 걸린 노인은 대부분 걷는 거리가 감소되고 일상적인 운동량도 감소되기 때문에 골다공증이 오기 쉽다. 그러므로 적극적으로 또한 넘어지지 않게 조심하면서 몸을 써야 하는데 그런 환자들을 위해서도 지팡이가 개발되고 있다. 그것은 캐스터가 달린 보행기를 개량한 것인데 가슴 악쪽 부분이 편편하게 돼 있어서 팔이나 손 전체가 그 편편한 부분에 얹히기에 좋은 것이다.

이상으로 보행에 관계된 보조기구들을 소개했는데 건강한 노인들은 물론이고 걸음걸이가 불편한 환자나 뒤뚱거리기 쉬운 노인이라도 평소의 운동량을 점차로 늘려야 한다는 마음가짐을 가져야 건강을 유지할 수 있다.

제9장

맺음말

1. 의사와의 관계

류마티스 관절염 환자는 의사와 오랜 기간 동안 만나게 되며, 사람에 따라서는 평생 동안 만나는 경우도 있다. 환자 여러분이 가장 신경이 쓰이는 것은 의사가 어떤 성격이 좋은지 하는 것인데, 류마티스 관절염 전문의는 내과와 정형외과 전문의 중에서 관절염을 전공한 의사는 어느 쪽도 가능하다.

류마티스 관절염의 주치의로서 중요한 것은 환자의 말에 충분히 귀를 기울여 환자의 입장을 충분히 이해할 수 있으면 훌륭한 의사라 믿는다. 특히 부작용이 나오기 쉬운 약을 사용하는 경우가 많으므로 약을 사용할 때의 주의사항이나 부작용에 대한 환자의 불안에도 응답해야 하며 정기적으로 검사를 실시하여 부작용을 점검받아야 하는 것도 중요하다.

보조기구 사용에 대한 설명과 환자의 생활의 질을 보장하기 위한 자세한 충고를 해주고 이학요법사나 작업요법사, 사회사업가 등으로부터 지도를 받도록 소개해 주는 것도 중요한 포인트 중의 하나다.

이처럼 의사는 자기가 치료할 수 없을 때는 전문의나 전문병원을 소개하여 줄 것이다. 반대로, 유명한 의사라도 환자의 이야기를 잘 들어주지 않고, 설명도 하지 않고 약을 처방하는 경우에는 망설이지 말고 의사를 바꾸는 것이 좋다.

환자 쪽도 지켜야 할 것이 있는데, 그것은 의사를 신뢰하여 그 지시에 따르는 것이다. 예를 들면 약(藥)에 대한 부작용이 불안하다고 해서 마음대로 약의 양을 줄이거나 복용 횟수를 줄이는 것은 금물이다. 한편 의사는 필요량의 약을 처방해도 효과가 없다면 약의 양(量)을 늘리거나 강한 약을 처방해야 할지도 모른다.

약의 부작용이라고 생각되는 증상이 나왔을 때도 마음대로 중단하지 말고 주치의에게 상의하기 바란다. 왜냐하면 그 증상이 반드시 부작용이라고 할 수 없기 때문이다. 부신피질 호르몬제는 약을 갑자기 중지하면 그 작용으로 오히려 악화되는 경우가 있어 위험하다.

한방약이나 민간치료를 할 때도 의사와 상의해야 한다. 약의 종류에 따라서는 함께 복용하면 부작용이 심해지는 경우도 있으며, 또한 민간요법은 부작용이 없다고 생각하는 것은 잘못된 것이다.

2. 일상생활과 주치의

걱정이나 불안한 것이 있을 때에는 서슴없이 주치의와 상담하여 주기 바란다. 아무말도 하지 않으면 의사가 파악하지 못하는 경우도 있기 때문이다.

그리고 병원을 바꾸기를 희망할 때도 의사에게 그렇게 말을 해야 한다. 아무 말 하지 않고 마음대로 병원을 바꾸면 처음 검사부터 다시 해야 하는 경우가 발생하여 쓸데없이 X선 촬영 등을 하거나 부작용이 유발할 수 있는, 몸에 맞지 않는 약을 다시 처방받거나 하여 번거롭고 비용도 낭비가 된다. 따라서 환자가 의사에게 솔직히 말하면 의사는 지금

까지의 경과를 알 수 있도록 소개장을 써줄 것이고 X선 사진을 복사해
줄 수도 있기 때문이다.

환자 여러분의 아픔을 조금이라도 가볍게 해드리고 싶은 것이 의사
의 마음이므로 환자 여러분도 의사와 좋은 관계가 되도록 노력해줄 것
을 부탁한다.

3. 적극적인 치료태도

요양의 마음가짐으로 가장 중요한 것은, 「치료」의 처음에서도 말했지
만 우선 류마티스성 관절염이 어떤 병인가를 아는 것이다.

이 병은 비교적 짧은 기간으로 치료가 되는 사람도 있지만 대개는
좋아졌다 나빠졌다를 반복하면서 몇 년, 몇십 년이 흐르는 경우가 많고,
사람에 따라 평생 걸리는 경우도 있다.

환절기나 스트레스, 피로 등이 겹치면 증상이 악화되기 쉬운데 장기
간이 되어도 너무 걱정하지 말아야 한다. 의사는 환자가 느끼고 있는
아픔과 함께 여러 가지 검사의 결과를 보고 종합적으로 판단한다. 통증
이 다소 있어도 전체적으로 보면 그리 나쁘지 않은 사람도 상당히 많
다. 그러므로 너무 우울해 하지 말고 의사를 신뢰하길 바란다.

류마티스성 관절염은 1회의 수술로 완전히 낫거나 단기간의 약의 복
용으로 증상이 말끔히 사라지는 경우도 있다.

때에 따라서는 언제까지 계속해야 하는지, 정말 잘 치료되고 있는지

조급한 생각이 들 때도 있지만 치료의 효과에서도 짧은 시기에 결정적인 판단을 하지 말고, 적어도 1년 단위로 생각을 해야 한다.

또 관절의 통증이 있는 상태에서 운동을 하는 것은 매우 괴로운 일일 것이지만 관절을 움직이지 않으면 관절이 굳어져 점점 더 움직이지 못하게 되므로 통증을 감소시키기 위하여, 지지 않기 위해서는 류마티스 체조 등을 열심히 해야 한다.

4. 최선의 노력

류마티스 관절염을 가지고 있어도 일을 계속하는 사람, 가사일을 잘 돌보고 있는 사람, 취미생활을 열심히 하고 있는 사람은 많다. 병이 있어도 생활에 활력을 주기 위해서는 자기 스스로가 자기의 길을 찾아야 하는데 이를 위해서 필요하면 보조기구를 사용한다.

나이가 많으신 분들 중에는 공적 지원을 받는 것을 나쁘게 생각하거나 망설이는 경향이 있는데, 이용할 수 있는 제도나 서비스는 이용하는 것이 몸도 마음도 훨씬 편해진다.

병을 가지고 있는 사람이 밝고 적극적으로 생활하는 것 자체가 자기 주위의 사람을 도와주는 것이기 때문에 희망과 자신을 잃지 말고 생활해가기를 바란다.

류마티스성 관절염

1996년 12월 30일 초판 발행
1997년 5월 3일 재판 발행

저 자 장 종 호
발행인 허 만 일
발행처 화산문화

등 록 1994년 12월 19일 제2-1880호
주 소 서울시 성동구 마장동 791-1 동화빌딩 901호
전 화 299-2466~8 / 팩 스 299-2469

© 장종호, 1996
ISBN 89-86277-11-5 (93510)   값 7,000원

※ 잘못된 책은 바꾸어 드립니다.
※ 저자와의 협의하에 인지를 생략합니다.